Stefanie Hellmann | Rosa Rößlein

Expertenstandard Sturzprophylaxe in der Pflege

- Praxisnah & kompetent
- Ideal für den Pflegealltag
- Für Pflegeplanung und -dokumentation

BRIGITTE KUNZ VERLAG

Die Autorinnen:
Stefanie Hellmann ist Diplom-Pflegewirtin (FH), Dozentin, Heimleiterin und staatlich examinierte Altenpflegerin.

Rosa Rößlein ist Gerontologin (M. Sc.), Diplom-Pflegewirtin (FH), TQM-Auditorin, Mitarbeiterin beim MDK sowie Altenpflegerin und Gesundheits- und Krankenpflegerin.

Bibliografische Information der Deutschen Nationalbibliothek
Die Deutsche Nationalbibliothek verzeichnet diese Publikation in der Deutschen Nationalbibliografie; detaillierte bibliografische Daten sind im Internet über http://dnb.ddb.de abrufbar.

ISBN 978-3-89993-822-7 (Print)
ISBN 978-3-8426-8562-8 (PDF)

Reihengestaltung: Groothuis, Lohfert, Consorten | glcons.de
Satz: PER Medien+Marketing GmbH, Braunschweig
Druck: Stürtz GmbH, Würzburg

INHALT

VORWORT

Für jeden Menschen besteht ein gewisses Risiko zu stürzen. Das Sturzrisiko variiert. Es ist altersabhängig und in der frühen Kindheit und im Alter am höchsten. Studien weisen darauf hin, dass die Sturzhäufigkeit im Alter ansteigt. Mehr als 40 % der Senioren im Alter von 80 Jahren oder älter bzw. Senioren mit erheblichen chronischen Erkrankungen stürzen mehrmals jährlich.[1]

Folgen von Stürzen sind Verletzungen wie Prellungen, Wunden, Verstauchungen, Frakturen. Oft kommt es zu Beeinträchtigungen der Bewegungsfähigkeit, zu Veränderungen im psychischen Befinden und der sozialen Teilhabe.[2] Unter Umständen verlieren die Betroffenen ihr Vertrauen in ihre eigene Mobilität. Dann entsteht ein Teufelskreis aus gesundheitlichen Einschränkungen, Sturzereignissen, Sturzangst, Vermeidung von Aktivitäten, Vereinsamung und Verschlechterung des Gesundheitszustandes. Diesen Teufelskreis gilt es zu durchbrechen bzw. gar nicht erst zuzulassen.

Der Vollständigkeit halber wollen wir nicht unerwähnt lassen, dass Sturzereignisse in der Pflege auch eine ökonomische Seite haben. Die Behandlung von Sturzfolgen ist kostenintensiv. So belaufen sich etwa die Kosten einer hüftgelenksnahen Fraktur bei Heimbewohnern auf ca. 7.500 EUR.

Sturzprophylaxe in der Pflege hat das Ziel, Stürze und Verletzungen durch eine konsequente Sturzprophylaxe zu verhindern und Sturzfolgen zu minimieren. Aufgabe der Pflege ist es, rechtzeitig die individuellen Risikofaktoren der Betroffenen zu erkennen und systematisch zu erfassen. Durch Information und Beratung der Betroffenen sowie eine gemeinsame Maßnahmenplanung und Durchführung soll eine sichere Mobilität gefördert werden. Das große Ziel ist der Erhalt der Selbstständigkeit. Sturzprophylaxe ist damit auch ein Gradmesser für die Lebensqualität.

Die Pflegedokumentation ist in diesem Kontext ein Handwerkzeug der Pflege, um die Schritte dieser Prozesse nachvollziehbar zu beschreiben und zu dokumentieren.

---

1 Vgl. Deutsches Netzwerk für Qualitätsentwicklung in der Pflege (DNQP) (2013). Expertenstandard Sturzprophylaxe in der Pflege. 1. Aktualisierung 2013, einschließlich Kommentierung und Literaturstudie. Osnabrück: Hochschule Osnabrück

2 Ebd.

Vor dem Hintergrund der externen und internen Qualitätssicherung in der Pflege steigt der Anspruch an die Pflegekräfte, die Pflegeleistungen nachvollziehbar auf Basis der neuesten wissenschaftlichen Erkenntnisse durchzuführen. In diesem Buch geben wir Ihnen konkrete Vorschläge, Formulierungshilfen und pflegefachliche Unterstützung zum Themenkomplex »Sturzprophylaxe in der Pflege«, damit Sie diesen Anforderungen gerecht werden können.

Selbstverständlich sind unsere Formulierungshilfen für die Pflegeplanung nur Beispiele. Es ist Ihre Aufgabe, sich durch diese Beispiele anregen zu lassen, die individuelle Situation eines jeden Pflegebedürftigen detailliert und sensibel aufzunehmen und zu beschreiben.

Konkret bietet Ihnen dieses Buch kompaktes Wissen, das sich schnell und kompetent umsetzen lässt:

- Basisinfo aus dem Expertenstandard Sturzprophylaxe in der Pflege,
- Impulse für die Sturzprophylaxe,
- Übersicht über die Transparenzkriterien,
- Formulierungen in der Pflegeplanung und -dokumentation.

Forchheim, im Herbst 2014 Rosa Rößlein, Stefanie Hellmann

1 STURZPROPHYLAXE – WARUM SIE SO WICHTIG IST

Stürze können im jeden Lebensalter auftreten, sei es durch Unachtsamkeit oder bei einer sportlichen Betätigung.

Darüber hinaus gibt es Stürze, die entstehen, weil die Betroffenen nicht mehr dazu in der Lage sind, sie zu vermeiden. Die betroffenen Menschen, oft ältere Menschen oder Menschen mit reduziertem Allgemeinzustand, besitzen nicht mehr die Fähigkeit, ihren Körper in Balance zu halten oder ihn bei Gleichgewichtsverlust wieder in Balance zu bringen. Konkret können die Betroffenen sich nicht mehr auffangen oder festhalten, um einen Sturz zu vermeiden oder dessen Folgen durch Schutzreaktionen zu reduzieren.[3]

Die physischen und psychischen Folgen eines Sturzes (vgl. Abbildung 1) können für den Betroffenen zu einem großen Einschnitt in seiner selbstständigen Lebensgestaltung führen.

Ein Sturz und seine Folgen

Physische Folgen
- Prellungen
- Schmerzen
- Platz-und Schnittwunden
- Hämatome
- Verstauchungen
- Frakturen
- Verschlechterung des Allgemeinzustandes
- Tod

Psychische Folgen
- Angst
- Verlust des Vertrauen in die eigene Mobilität
- Vermeidung von Aktivitäten
- Einschränkung des Bewegungsradius
- Vereinsamung

Abb. 1: Mögliche Sturzfolgen.

Stürze können nicht immer vermieden werden. Deshalb ist eine gezielte Sturzprophylaxe so wichtig, um Stürze vorzubeugen und Sturzfolgen zu

[3] Ebd.

minimieren. Letztendlich geht es darum, die Lebensqualität von Menschen, die sturzgefährdet sind, zu erhalten und zu fördern.

Der überarbeitete Expertenstandard Sturzprophylaxe in der Pflege wendet sich an alle Pflegefachkräfte die Bewohner/Patienten in ihrer Häuslichkeit oder in einer Einrichtung der stationären Gesundheitsversorgung oder in einer stationären Pflegeeinrichtung betreuen. Bestandteile einer angemessenen Sturzprophylaxe sind die Identifikation der Sturzrisikofaktoren, die Beratungskompetenz des Personals zu Sturzrisiko und geeigneten Interventionen, die Auswahl geeigneter Maßnahmen zur Sturzvermeidung, die Gewährleistung zielgruppenspezifischer Maßnahmen und geeigneter räumlicher und technischer Voraussetzungen für eine sichere Mobilität, die Information aller an der Versorgung beteiligten Berufs- und Personengruppen sowie die systematische Erfassung und Analyse aller Stürze.[4]

Die Schritte der Sturzprophylaxe

- Risikofaktoren erkennen
- Aktuelle und systematische Erfassung des Sturzrisikofaktors und pflegefachliche Beurteilung und Einschätzung
- Beratung und Schulung der Betroffenen sowie Maßnahmen zur Risikominimierung gemeinsam mit dem Bewohner/Patienten ableiten und umsetzen
- Maßnahmen zur Sturzprophylaxe durchführen und evaluieren
- Jeden Sturz dokumentieren und evaluieren

Das Deutsche Netzwerk für Qualitätssicherung in der Pflege hat im Expertenstandard eine Definition[5] von »Sturz« vorgenommen, die sich an die Definition der WHO anlehnt.

[4] Ebd.

[5] DNQP 2013, S. 20

Definition Sturz

Ein Sturz ist ein Ereignis, bei dem der Betroffene unbeabsichtigt auf dem Boden oder auf einer anderen Tiefe aufkommt.

Diese Definition bedeutet, dass auch dann ein Sturz vorliegt, wenn ein Betroffener z. B. in die Hocke gerät oder sich bei einem Sturz durch Hinsetzen auffangen kann. Auch dies sind Sturzereignisse, sogenannte Beinahestürze[6], und sie geben Hinweise auf Risikofaktoren. Das kann eine verminderte Balance sein, eine Hypotonie, die orthostatisch bedingt ist etc. Beinahestürze sind, so sehen es die Experten des DNQP, keine Stürze, wohl aber zu berücksichtigende Ereignisse, die im Rahmen der Risikoeinschätzung gesehen werden müssen.

6 Ebd.

2 DIE RICHTLINIEN UND DIE TRANSPARENZ-KRITERIEN DES MDK ZUR STURZPROPHYLAXE

Ambulante und stationäre Pflegeeinrichtungen werden durch den Medizinischen Dienst der Krankenversicherung (MDK) geprüft. Der GKV-Spitzenverband, die Sozialhilfeträger und die Vertreter der Leistungserbringer haben sich für eine Bewertungssystematik nach Noten entschieden. Grundlage der sogenannten Pflegenoten sind die Ergebnisse der Qualitätsprüfungen.

Ausgangspunkte für die Schulnoten sind die Transparenzkriterien, die in den Qualitätsprüfungs-Richtlinien (QPR) in unterschiedlichen Qualitätsbereichen zu finden sind. Jedes Kriterium wird mit Punkten auf einer Skala von 0 bis 10 bewertet. Pro Bereich wird aus diesen Punkten ein Mittelwert gebildet. Dieser ergibt eine bestimmte Note.

Bekanntermaßen sind die Ergebnisse aus der Qualitätsprüfung zu veröffentlichen. Somit hat jeder interessierte Laie die Möglichkeit, einzelne Pflegeeinrichtungen hinsichtlich ihrer Pflegequalität zu vergleichen.

In diesem Buch werden nicht nur die relevanten Transparenzkriterien, sondern auch die Mindestangaben und Informationsfragen einbezogen. Innerhalb der Qualitätsprüfungs-Richtlinien für die ambulante bzw. stationäre Pflege wird in den Prüfbereichen Qualitätsmanagement und Prozess- und Ergebnisqualität beim Bewohner/Patient auf die Expertenstandards des DNQP sowie auf die erforderlichen Dokumentationsgrundlagen eingegangen.

Die Tabellen 2 und 3 zeigen die relevanten Fragen der QPR stationär/ambulant zum Themenkomplex Sturzprophylaxe. Hier sehen Sie auch bereits, was Sie beschreiben bzw. formulieren müssen.

Tabelle 1: Bereich Pflege und medizinische Versorgung (Auszug aus der QPR stationär)

T-Frage	Kapitel der QPR	Bereich der QPR	Pflege und medizinische Versorgung
	11.2	Mobilität	Bewegungsfähigkeit eingeschränkt ☐ ja ☐ nein a. Bewegungsfähigkeit obere Extremitäten (inklusive Paresen, Kontrakturen) b. Bewegungsfähigkeit untere Extremitäten c. Lageveränderung im Bett d. Aufstehen e. Sitzen/ Lageveränderung im Sitzen f. Stehen g. Gehen Wichtig: Zu beschreiben sind Einschränkungen zur Bewegungsfähigkeit sowie ggf. notwendige Hilfen. Ebenso sind Hilfsmittel zur Mobilisation, Lagerung und erforderliche personelle Hilfen darzustellen. Bei den Angaben zur Bewegungsfähigkeit der unteren/oberen Extremitäten sind Angaben notwendig, ob die Bewegungen aktiv, passiv oder unterstützt durchgeführt werden können.
	11.3	Mobilität	Liegt ein Sturzrisiko vor? ☐ ja ☐ nein Von: ☐ Gutachter beurteilt ☐ Einrichtung übernommen Der Prüfer nimmt auf Grundlage der vorliegenden Informationen Stellung, ob aus seiner Sicht Hinweise auf ein Sturzrisiko vorliegen.
18	11.4	Mobilität	Wird das individuelle Sturzrisiko erfasst? ☐ ja ☐ nein Die Frage kann nur mit »ja« beantwortet werden wenn für alle Bewohner der stationären Pflegeeinrichtung geprüft worden ist, ob aufgrund personen- und/oder umgebungsbezogener Risikofaktoren ein erhöhtes Sturzrisiko besteht und im Falle einer positiven Einschätzung eine aktuelle systematische Einschätzung dieses Sturzrisikos vorliegt. Das ist in der Informationssammlung bzw. der Pflegeanamnese zu ermitteln und zu beschreiben (Dokumentation). Das Kriterium ist erfüllt, wenn der Nachweis der Risikoeinschätzung über die Pflegedokumentation erbracht wird. Sofern Zweifel an der Beurteilung des Kriteriums bestehen, werden ergänzende Informationen beim Pflegepersonal eingeholt.

T-Frage	Kapitel der QPR	Bereich der QPR	Pflege und medizinische Versorgung
19	11.6	Mobilität	Werden bei Bewohnern mit erhöhtem Sturzrisiko erforderliche Prophylaxen gegen Stürze durchgeführt? ☐ ja ☐ nein Die Frage ist mit »ja« zu beantworten, wenn die dem Risiko entsprechenden individuellen Maßnahmen durchgeführt werden. Solche Maßnahmen zur Sturzprophylaxe können u. a. sein: • Veranlassung von Maßnahmen zur Verbesserung der Sehfähigkeit • Anpassung der Umgebung (z. B. Beseitigung von Stolperfallen, Verbesserung der Beleuchtung, Einsatz geeigneter Hilfsmittel) • Übungen zur Steigerung der Kraft und Balance (Sitzgymnastik oder Seniorentanz sowie ähnliche Aktivitäten) • Anregung zur Überprüfung und Anpassung der Medikation durch den Arzt Sofern Zweifel an der Beurteilung des Kriteriums bestehen, werden ergänzende Informationen des Pflegepersonals eingeholt und die Bewohner befragt.

Tabelle 2: Bereich Pflegerische Leistungen (Auszug aus der QPR ambulant)

T-Frage	Kapitel der QPR	Bereich der QPR	Pflegerische Leistungen
	11.2	Mobilität	Bewegungsfähigkeit eingeschränkt ☐ ja ☐ nein • Bewegungsfähigkeit obere Extremitäten (inklusive Paresen, Kontrakturen) • Bewegungsfähigkeit untere Extremitäten • Lageveränderung im Bett • Aufstehen • Sitzen • Stehen • Gehen Wichtig: Zu beschreiben sind Einschränkungen zur Bewegungsfähigkeit sowie ggf. notwendige Hilfen. Ebenso sind Hilfsmittel zur Mobilisation, Lagerung und erforderliche personelle Hilfen darzustellen. Auch ist die selbstständige Veränderung der Sitzposition zu beachten.

T-Frage	Kapitel der QPR	Bereich der QPR	Pflegerische Leistungen
14	11.3	Mobilität	Werden die vereinbarten Leistungen zur Mobilität und deren Entwicklung nachvollziehbar durchgeführt? ☐ ja ☐ nein Die Frage ist mit »ja« zu beantworten, wenn bei pflegebedürftigen Menschen, mit denen Leistungen zur Mobilität vereinbart wurden, diese Leistungen vereinbarungsgemäß durchgeführt und nachvollziehbar in der Pflegedokumentation dokumentiert wurden. Hinweis: Die Frage bezieht sich auf alle Leistungen, die Verrichtungen zur Mobilität beinhalten.
	11.4	Mobilität	Liegt ein Sturzrisiko vor? ☐ ja ☐ nein Von: ☐ Gutachter beurteilt ☐ Einrichtung übernommen
	11.5	Mobilität	Wurde bei vorliegendem Sturzrisiko eine Beratung durchgeführt? ☐ ja ☐ nein ☐ trifft nicht zu Die Frage ist mit »ja« zu beantworten, wenn: • der Zeitpunkt der Beratung, • die Beratungsinhalte und • die evtl. Ablehnung der Empfehlungen des Pflegedienstes dokumentiert sind.

In den Qualitätsprüfungs-Richtlinien wird der Sturzprophylaxe in der Pflege ein hoher Stellenwert zugesprochen. Dies zeigt sich in der Zuordnung zu den Qualitätsbereichen der pflegerischen Leistungen im Bereich der Prozess- und Ergebnisqualität beim Bewohner bzw. Pflegebedürftigen.

3 DER EXPERTENSTANDARD IN DER PRAKTISCHEN PFLEGE

Das oberste Ziel gemäß des Expertenstandards Sturzprophylaxe in der Pflege ist es, dass jeder Patient/Bewohner mit einem erhöhten Sturzrisiko eine Sturzprophylaxe erhält, die Stürze weitgehend verhindert sowie die Folgen eines Sturzes minimiert.

In den folgenden Kapiteln verknüpfen wir die sechs Ebenen des Expertenstandards Sturzprophylaxe in der Pflege mit den **Fragen der ambulanten und stationären Qualitätsprüfungs-Richtlinien.**

3.1 Die systematische Einschätzung des Sturzrisikos

In der ersten Ebene des Expertenstandards wird vorausgesetzt, dass die Pflegefachkraft aktuelles Wissen zur Identifikation eines Sturzrisikos besitzt, um ein Sturzrisiko kompetent einschätzen zu können. Ziel ist eine aktuelle systematische Einschätzung des Sturzrisikos.

Von jeder Pflegefachkraft wird erwartet, dass sie

- die Risikofaktoren kennt, die zu Stürzen führen können;
- weiß, dass ein Sturz multifaktoriell bedingt sein kann;
- diese Risikofaktoren systematisch einschätzen kann.

In beiden Qualitäts-Prüfungsrichtlinien (Kapitel 11.4 ambulant und Kapitel 11.3 stationär) wird der MDK Prüfer mit der Mindestangabe/Infofrage »Liegt ein Sturzrisiko vor?« dazu aufgefordert, auf Grundlage der vorliegenden Informationen zu entscheiden, ob aus seiner Sicht Anhaltspunkte für ein Sturzrisiko vorliegen.

Zur Erfüllung des Transparenzkriteriums 18 QPR stationär (Frage 11.4: »Wird das individuelle Sturzrisiko erfasst?«) müssen die individuellen Risikofaktoren identifiziert werden. Sollten Zweifel an der Beurteilung des Kriteriums bestehen, müssen ergänzende Informationen beim Pflegepersonal eingeholt werden.

Der aktualisierte Expertenstandard empfiehlt für die Erfassung des Sturzrisikos kein spezifisches Assessment. Er nennt stattdessen drei Risikofaktoren, die beachtet werden sollen:

1. Personenbezogene Risikofaktoren,
2. Medikamentenbezogene Risikofaktoren,
3. Umgebungsbezogene Risikofaktoren.

Die im Expertenstandard dargestellten Risikofaktoren sollen aber nicht nur wie eine Checkliste abgearbeitet werden, sondern dienen als Hintergrundwissen der Pflegefachkraft. Somit sind die individuellen Risikofaktoren des Patienten/Bewohners mit einzubeziehen. »Im Vordergrund steht die klinische Einschätzung durch die Pflegefachkraft, deren Ergebnis nicht in Summenwerten oder anderen Punktzahlen ausgedrückt wird.«[7]

Dokumentiert werden soll, ob ein gegenüber dem alltäglichen erhöhtes Sturzrisiko durch das Vorhandensein eines oder mehrerer Risikofaktoren besteht. Bei Hinweisen auf krankheitsbedingte Risikofaktoren wie z. B. Augenerkrankungen, Demenz und Depression ohne medizinische Diagnose ist der Haus- oder Facharzt mit einzubeziehen.

Zu Beginn des pflegerischen Auftrags hat die Einschätzung des Sturzrisikos zu erfolgen.

Eine Empfehlung, wie oft die Sturzeinschätzung wiederholt werden, soll gibt der Expertenstandard allerdings nicht.

Hinweis

Generell gilt: Je größer die Sturzgefahr ist, desto häufiger muss sie erneut überprüft werden.

Handlungsleitend sind Veränderungen der Pflegesituation wie z. B.

- akute Veränderungen des Gesundheitszustandes,
- Veränderungen der Medikation (Antidepressiva, Sedativa/Hypnotika, Anxiolytika/Benzodiazepine, Neuroleptika, Antihypertensiva),
- Veränderungen der Umgebung (z. B. durch Orts- oder Zimmerwechsel),
- ein Sturz,
- Veränderung der Sehkraft (Brillenanpassungen),
- Erhöhung des Pflegebedarfs.

[7] DNQP 2013, S.27

Wenn die Pflegeplanung/-dokumentation überarbeitet wird, müssen Veränderungen der Sturzrisikofaktoren berücksichtigt werden. Ebenfalls muss die Pflegefachkraft evaluieren, ob die bestehenden Vorbeugungsmaßnahmen verändert oder angepasst werden müssen.

Das systematische Vorgehen zur Sturzrisikoeinschätzung umfasst nach dem Expertenstandard folgende Aspekte (vgl. Abbildung 2):

- Systematische Identifikation von Risikofaktoren bei Patienten/Bewohner, bei denen ein Sturzrisiko nicht ausgeschlossen werden kann.
- Die Risikoeinschätzung zu Beginn des pflegerischen Auftrags und danach Überprüfung des Sturzrisikos bei Veränderungen der Pflegesituation und bei Sturz.

Systematische Risikoeinschätzung
Kann das Sturzrisiko ausgeschlossen werden?

- Initiale Prüfung zu Beginn des pflegerischen Auftrags → Beurteilung im Rahmen des pflegerischen Aufnahmegesprächs (Anamnese)
- Besteht Sturzangst?
- Lag ein Sturz in der Vorgeschichte vor?
- Basis → Gibt es Hinweise auf personen-, medikamenten- und umgebungsbezogene Risikofaktoren?

Pflegefachliche Einschätzung des Sturzrisikos

- Dokumentiert wird, ob ein gegenüber dem Alltäglichen erhöhtes Risiko zu stürzen durch das Vorhandensein eines oder mehrerer Risikofaktoren besteht.

Überprüfung der Einschätzung des Sturzrisikos

- Unverzügliche Wiederholung der Risikoeinschätzung → z. B. bei akuten Veränderungen des Gesundheitszustandes, bei Veränderung der Medikamente/der Umgebung, nach Sturz sowie bei Überarbeitung der Pflegeplanung.

Abb. 2: Sturzrisikoeinschätzung.

Tabelle 3: Muster- Formular zur Sturzrisikoeinschätzung und Beratung

Name: ***Sonne***	Vorname: ***Hilde***	geb. ***20.10.1922***

Personenbezogene Risikofaktoren	Datum: 15.05.2014	Datum:
Beeinträchtigung funktioneller Fähigkeiten, z. B. Einschränkungen in den Aktivitäten des täglichen Lebens	☒ ja ☐ nein Bemerkung: *Frau S. benötigt umfassende Hilfestellungen im gesamten Bereich der Körperpflege, der Ernährung und Mobilität.*	☐ ja ☐ nein Bemerkung:
Beeinträchtigung sensomotorischer Funktionen und/oder der Balance, z. B. Einschränkungen der Gehfähigkeit oder Balance-Störungen, Erkrankungen, mit veränderter Mobilität, Motorik und Sensibilität, z. B. ☐ Multiple Sklerose ☐ Morbus Parkinson ☐ Apoplektischer Insult ☐ Polyneuropathie ☒ Osteoarthritis ☐ Krebserkrankungen ☒ Schlechter Allgemeinzustand ☐ Sonstiges	☒ ja ☐ nein Bemerkung: *Frau S. versucht, allein aufzustehen (Bett, Rollstuhl, Sessel), hat aber keine Kraft, um sich auf den Beinen zu halten. Sitzt im Rollstuhl. Fortbewegung durchs Personal. Kann nur kurz mit Unterstützung stehen.*	☐ ja ☐ nein Bemerkung:
Depression	☒ ja ☐ nein Bemerkung: *Frau S. wirkt zeitweise niedergeschlagen und macht einen traurigen Eindruck.*	☐ ja ☐ nein Bemerkung:
Gesundheitsstörungen, die mit Schwindel, kurzzeitigem Bewusstseinsverlust oder ausgeprägter körperlicher Schwäche einhergehen, z. B. ☐ Hypoglykämie ☐ Haltungsbedingte Hypotension ☐ Herzrhythmusstörungen ☐ Epilepsie ☐ Sonstige	☐ ja ☒ nein Bemerkung:	☐ ja ☐ nein Bemerkung:

Personenbezogene Risikofaktoren	Datum: 15.05.2014	Datum:
Kognitive Beeinträchtigungen (akut und/oder chronisch) ☒ Demenz ☐ Akute Verwirrtheit (Delir)	☒ ja ☐ nein Bemerkung: *Frau S. ruft nach ihrer Tochter; ist zeitlich, örtlich und situativ nicht orientiert. Kann Gefahren nicht einschätzen. Vergisst, dass sie nicht gehen und stehen kann.*	☐ ja ☐ nein Bemerkung:
Kontinenzprobleme, z. B. ☒ Dranginkontinenz ☐ Nykturie ☐ Probleme beim Toilettengang ☐ Sonstiges	☒ ja ☐ nein Bemerkung: *Frau S. möchte in kurzen Abständen zur Toilette gebracht werden. Sie kann sich auch nicht mehr darin erinnern, dass sie erst auf der Toilette war.*	☐ ja ☐ nein Bemerkung:
Sehbeeinträchtigung, z. B. ☐ Reduzierte Kontrastwahrnehmung ☐ Reduzierte Sehschärfe ☐ Ungeeignete Sehhilfen ☐ Gesichtsfeldausfall ☒ Sonstiges	☐ ja ☐ nein Bemerkung: *Erblindung nach Augen-OP am re. Auge*	☐ ja ☐ nein Bemerkung:
Sturzangst	☒ ja ☐ nein Bemerkung: *Hat Angst bei Transfers. Dies zeigt sich durch lautes Schreien und krampfhaftes Festhalten an der Pflegeperson.*	☐ ja ☐ nein Bemerkung:
Stürze in der Vorgeschichte	☒ ja ☐ nein Bemerkung: *siehe Sturzprotokolle*	☐ ja ☐ nein Bemerkung:
Medikamentenbezogene Sturzrisikofaktoren		
Antihypertensiva	☐ ja ☒ nein Bemerkung:	☐ ja ☐ nein Bemerkung:
Psychotrope Medikamente, z. B. Antidepressiva, Hypnotika, Anxiolytika, Benzodiazepine, Neuroleptika	☒ ja ☐ nein Bemerkung: *Risperdal, Ciatyl*	☐ ja ☐ nein Bemerkung:

Personenbezogene Risikofaktoren	Datum: 15.05.2014	Datum:
Polypharmazie (Einnahme von mehr als vier verschiedenen Medikamenten)	☒ ja ☐ nein Bemerkung: *Frau S. nimmt insgesamt 10 unterschiedliche Medikamente ein.*	☐ ja ☐ nein Bemerkung:
Umgebungsbezogene Sturzrisikofaktoren		
Freiheitsentziehende Maßnahmen	☐ ja ☒ nein Bemerkung:	☐ ja ☐ nein Bemerkung:
Gefahren in der Umgebung, z. B. Hindernisse auf dem Boden ☐ Lose verlegte Kabel ☐ Glatte Fußböden ☐ Lose Teppiche ☐ Fehlende Haltemöglichkeiten (im Innen- und Außenbereich) ☐ Zu hohe oder zu niedrige Toiletten ☐ Geringe Beleuchtung ☐ Zu schwache Lichtkontraste ☐ Unebene Wege und Straßen ☐ Wetterverhältnisse wie Glatteis, Schnee	☐ ja ☒ nein Bemerkung:	☐ ja ☐ nein Bemerkung:
Ungeeignetes Schuhwerk	☒ ja ☐ nein Bemerkung: *Frau S. lehnt geschlossene Schuhe ab. Trägt offene Hausschuhe*	☐ ja ☐ nein Bemerkung:

Pflegefachliche Einschätzung des Sturzrisikos:
Sturzrisiko vorhanden, da Frau S. versucht, allein aufzustehen und zu gehen. Aufgrund der Demenz kann sie keine Gefahren einschätzen. Stürze in der Vorgeschichte bekannt.

Planung prophylaktischer Maßnahmen ☒ ja ☐ nein
Niederflurbett vorhanden, Sturzmatte vor dem Bett. Alle Transfers wenn möglich auf gleiche Art und Weise durchführen (siehe Pflegeplanung). In Aktivitäten mit einbinden (siehe Pflegeplanung).

Beratung: ☐ Patient/Bewohner ☒ Angehörige/Betreuer ☐ ja ☐ nein

Beratungsinhalte:
Sturzprophylaxemaßnahmen erklärt und erläutert. Über Problematik der offenen Schuhe gesprochen. Frau S. soll nicht fixiert werden. Über das Sturzrestrisiko wurde gesprochen.

Beratungsergebnis: *Schuhe sollen laut Angehörige (Betreuerin) weiterhin offen sein. Die anderen Maßnahmen werden akzeptiert.*

Wiederholungsintervall: *Jedes halbe Jahr und bei Bedarf*

Ort, Datum: *Forchheim, 15.05.2014* **Unterschrift:** *Sonnenschein*

3.2 Information, Beratung und Schulung über Sturzrisikofaktoren und Maßnahmen

In der zweiten Ebene des Expertenstandards wird vorausgesetzt, dass die Pflegefachkraft über die Kompetenz zur Beratung bezüglich des Sturzrisikos und geeigneter Maßnahmen verfügt. Die Pflegefachkraft soll dem Patienten/Bewohner bzw. seine Angehörigen über das festgestellte Sturzrisiko informieren, diesbezüglich beraten und ggf. Schulungen zu Maßnahmen anbieten.

Nur in den ambulanten Qualitäts-Prüfungsrichtlinien wird auf diese Beratung eingegangen: (Kapitel 11, Frage 11.5) »Wurde bei vorliegendem Sturzrisiko eine Beratung durchgeführt?« Hierbei ist es wichtig, dass der Zeitpunkt der Beratung, die Beratungsinhalte und die evtl. Ablehnung der Empfehlungen des Pflegedienstes dokumentiert werden (siehe Formular zur Sturzrisikoeinschätzung und Beratung).

Eine professionelle pflegerische Beratung sollte die Eigenverantwortung und Entscheidungsfähigkeit des Betroffenen unterstützen. Folglich sollten Informationen und Beratungsgespräche entsprechend gestaltet werden.

Allgemeine Grundsätze zur Information und Beratung von Patienten/Bewohner und Angehörigen/Betreuer

Die Pflegekräfte sollten folgende Aspekte beachten:

- Können Patient/Bewohner und Angehörige dem Gespräch inhaltlich folgen?
- Sind die Fragen verständlich?
- Wird eine klare Sprache verwendet?
- Werden anschauliche Beispiele für Risiken und ihre Vermeidung genutzt?
- Können praktische Tipps geben werden?
- Werden Patienten/Bewohner und Angehörige (Einverständnis muss vorliegen) mit einbezogen?

Informationen und Beratung zu bestehenden Sturzrisiken sowie über mögliche Maßnahmen und evtl. Schulungen, damit sturzpräventive Fertigkeiten erlangt werden, nehmen für sturzgefährdete Menschen einen hohen Stellenwert ein.

Ziele der Beratung

- Selbstpflegefähigkeit erhalten oder steigern
- Mobilität weitestgehend erhalten oder fördern
- Motivation zur körperlichen Bewegung
- Ermöglichung einer selbstbestimmten Alltagkompetenz
- Berücksichtigung individueller Bedürfnisse
- Maßnahmen zur Erhaltung und Förderung der Mobilität gemeinsam mit Patient/Bewohner auswählen (wenn möglich)
- Zusammenhang zwischen Mobilität und Lebensqualität aufzuzeigen

Wichtig ist, dass sich die Beratung des Patienten/Bewohners an seinen individuellen Sturzrisikofaktoren orientiert und sie aktiv in die Entscheidungsprozesse mit einbezogen werden.

Im ambulanten Bereich bietet es sich an, Materialien und Bilder von Hilfsmitteln zu zeigen und zu erklären. Ebenfalls wichtig: eine Liste mit Adressen zum Thema Wohnungsanpassung und Wohnberatung, die sich mit Hilfe des Internets rasch erstellen lässt.

Informations-, Beratungs- und Schulungsinhalte

- Information über das individuelle Sturzrisiko
- Darstellung der Möglichkeiten zur Sturzprophylaxe mit ihren Vor- und Nachteilen
- Hilfsmittel und ihre Anwendung
- Möglichkeiten zur Wohnraumanpassung

Bei den Information-, Beratung-, und Schulungsangeboten sollten die Betroffenen, ggf. die Angehörigen/Betreuer sowie alle an der Versorgung beteiligten Berufsgruppen einbezogen werden.

3.3 Die Auswahl geeigneter Maßnahmen zur Sturzvermeidung und zur Verringerung sturzbedingter Folgen

In der dritten Ebene des Expertenstandards geht es um die Auswahl geeigneter Maßnahmen zur Sturzvermeidung und die Reduktion sturzbedingter Folgen. Gemeinsam mit dem Patienten/Bewohner bzw. seinen Angehörigen und den an der Versorgung beteiligten Berufsgruppen soll ein individueller Maßnahmenplan erstellt werden.

Im Kapitel 11 QPR stationär (Frage 11.6, Transparenzkriterium 19) wird dieser Aspekt in den Erläuterungen zur Prüffrage berücksichtigt.

Erwartet wird, dass die Pflegefachkraft dem Sturzrisiko des Patienten/Bewohners entsprechende Maßnahmen auswählt. Hierbei soll sie aktuelle wissenschaftliche Erkenntnisse, ihre pflegefachliche Erfahrung sowie die Wünsche der Betroffenen einbeziehen

Pflegefachliche Expertise

- Welche verschiedenen Maßnahmen zur Sturzvermeidung gibt es?
- Welche Maßnahmen eignen sich für das persönliche Sturzrisiko des Betroffenen und stehen diese Maßnahmen im Einklang mit den Wünschen des Betroffenen?
- Wie ist das Verhältnis von Nutzen bzw. eventuellem Schaden der Intervention?
- Wo liegen die Grenzen der Sturzvorbeugung?

Wecken Sie bitte keine unrealistischen Erwartungen hinsichtlich der Wirksamkeit der Maßnahmen.

Außerdem werden geeignete Maßnahmen zur Sturzprophylaxe bzw. Verringerung sturzbedingter Folgen empfohlen.

Einzelinterventionen

- Körperliches Training (multidimensional, d.h. mehrmals in der Woche über einen längeren Zeitraum mit verschiedenen Elementen wie z.B. Kraft-, Balance-, Ausdauer- oder Koordinationsübungen)

- Anpassung der Wohnumgebung, z.B.
  - Lichtverhältnisse
  - Sitzmöbel
  - Bett
  - Toilette
  - Dusche oder Badewanne
  - Fußboden
  - Anbringen von Haltegriffen
  - Rutschfeste Matten
- Anpassung der Medikamente in Absprache mit dem behandelnden Arzt
- Umgang mit Beeinträchtigungen der Sehfunktion, z.B. Kontakt zum Augenarzt aufnehmen, adäquate Brillenanpassung
- Niedrigbetten, Identifikationsarmbänder, Bettalarmsystem, Hausnotrufsystem
- Anpassung des Schuhwerks
- Einsatz von Hilfsmitteln, z.B. Hüftprotektoren, Sturzhelme, Gehhilfsmittel wie z.B. Rollator (Funktionsfähigkeit ist zu prüfen), Stock

Multimodale Interventionsprogramme

- Multiple Maßnahmen, die aus einer Kombination von Einzelinterventionen bestehen – wie z.B. motorisches Training und Maßnahmen zur Reduzierung umgebungsbedingter Gefahrenquellen
- Multifaktorielle Programme – dabei wird das individuelle Sturzrisiko überprüft und darauf abgestimmte präventive Maßnahmen eingeleitet

Oft werden zur Sturzprävention freiheitsentziehende Maßnahmen (Gurte, Bettgitter, Absperren von Türen, Wegnahme von Fortbewegungsmitteln) oder sedierende Medikamente eingesetzt. Diese Maßnahmen sind immer und in jedem Fall sorgsam zu prüfen!

Freiheitsentziehende Maßnahmen (FEM) bedürfen der Zustimmung des Betroffenen. Kann dieser sie nicht geben oder liegt keine Zustimmung vor, muss jede freiheitsentziehende Maßnahme vorher – oder im akuten Fall nachträglich – richterlich genehmigt werden. Zu bedenken ist, dass FEM unter Umständen selbst das Sturz- und Verletzungsrisiko des Betroffenen erhöhen können. Wer will es dem Betroffenen verdenken, dass er sich aus einem Gurt winden möchte, weil er dringend auf Toilette will, bei dieser Gelegenheit aber im Gurt hängenbleibt und stürzt? Oberstes Ziel der Sturzprävention ist der Erhalt und die Förderung der sicheren Mobilität der Patienten/Bewohner. Insofern ist die Bewegungsförderung ein wichtiger Teil der Sturzprophylaxe. In Tabelle 4 zeigen wir Ihnen exemplarisch anhand einer Pflegeplanung, wie Sie eine Sturzprophylaxe nach dem Expertenstandard umsetzen können.

Tabelle 4: Exemplarische Pflegeplanung mit sturzpräventiven Maßnahmen.

	Pflegeprobleme	Ressourcen	Ziel	Maßnahmen
Bewegung	• Beginnende Demenz • Teilweise harninkontinent • Mehrmalige Stürze in der Nacht beim Toilettengang aufgrund der Gangunsicherheit • Vergisst zu läuten	• Kann allein aus dem Bett aufstehen und gehen • Merkt, wenn sie auf die Toilette muss • Kann Wünsche und Bedürfnisse äußern • Kann läuten	• Stürze sind vermieden • Benutzt nachts die Klingel	• Motivation zur Teilnahme an der Sturzprävention • Niedrigbett richtig einstellen, • Sensormatte vor das Bett legen • Klingel bereitlegen und daran erinnern • Individuelles Toilettentraining am Tag und in der Nacht • Angehörige/Bewohnerin über das aktuelle Sturzrisiko und Sturzprophylaxemaßnahmen informieren/ beraten

3.4 Die Umsetzung des Maßnahmenplans

In der vierten Ebene des Expertenstandards wird vorausgesetzt, dass die Einrichtung zielgruppenspezifische Angebote ermöglicht. Ferner wird erwartet, dass die Einrichtung über geeignete räumliche und technische Voraussetzungen sowie über Hilfsmittel für eine sichere Mobilität verfügt.

Die Pflegefachkraft ist für die Koordination der durchzuführenden Maßnahmen verantwortlich. Die Interventionen, Hilfsmittel und die Umgebung sollten dem individuellen Sturzrisiko des Patienten/Bewohners angepasst sein, um eine sichere Mobilität zu fördern.

3.4.1 Aufgaben der Einrichtung

Die Einrichtung muss Maßnahmen zur Sturzvermeidung bereitstellen. Selbstverständlich muss das Angebot sich an den Bedürfnissen der Patienten/Bewohner und der Einrichtung anpassen. Die unterschiedlichen Pflegesettings erfordern angepasste Maßnahmen der jeweiligen Einrichtung.

Stationäre Pflegeeinrichtung

Oberstes Ziel ist es, die Mobilität des Bewohners und die damit verbundene Lebensqualität zu erhalten. Folgende Aspekte sind dabei zu beachten:

- Zuständigkeiten und Verantwortlichkeiten bezogen auf das Maßnahmenangebot sind zu regeln.
- Externe Kräfte, weitergebildete Pflegefachkräfte oder Therapeuten sind für die Durchführung des Trainingsprogramms zur Stärkung von Kraft und Balance verantwortlich.
- Die Maßnahmen sollten regelmäßig kontrolliert und angepasst werden.

Grundsätzlich müssen hierzu ausreichend finanzielle und personelle Mittel bereitstehen. Nicht zu vergessen ist die evtl. Anpassung der Umgebung der Pflegeeinrichtung.

Krankenhäuser

Die Krankenhausverweildauer ist heutzutage sehr kurz. Besteht bei Patienten ein Sturzrisiko, sollte eine Beratung und Information über eine individuelle Sturzvorbeugung erfolgen. Im Rahmen des Entlassungsmanagement sind die weiter betreuenden Personenkreise zu informieren. Gleichfalls können Beratungsstellen zur Wohnraumanpassung einbezogen werden.
Wenn möglich, sollten bereits im Krankenhaus Trainingsprogramme zur Sturzprophylaxe beginnen.

Häuslicher Bereich

Die Pflegefachkraft in der ambulanten Pflege muss den Klienten bzw. die Angehörigen/Betreuer über mögliche Sturzrisiken informieren und beraten. Hierbei spielt die Beratung zur Wohnraumanpassung eine wichtige Rolle. Allerdings ist zu beachten, dass Umgebungsveränderungen nur im Einverständnis mit den Betroffenen möglich sind. Weitere Unterstützungsmöglichkeiten bestehen z. B. in der Kontaktaufnahme zum Hausarzt, Therapeuten oder anderen Beratungsstellen.

3.4.2 Aufgaben der Pflegefachkraft

Die Pflegefachkraft koordiniert die Maßnahmen und die Beratung zur Sturzprophylaxe.

Verantwortung der Pflegefachkraft

Stationärer Bereich:

- Planung, Koordination und Durchführung der Maßnahmen
- Frühzeitige Beantragung von Hilfsmitteln und Klärung der Kostenübernahme
- Umgebungsvisite zur Vermeidung von Sturzrisiken in der Einrichtung und deren Beseitigung
- Regelmäßige Maßnahmenüberprüfung in der Pflegeplanung

Häuslicher Bereich:

Im ambulanten Bereich ergibt sich die Verantwortung der Pflegefachkraft aus dem Pflegeauftrag. Aber die Beratung zu Sturzrisiken muss durchgeführt werden.

- Gefahrenquellen aufzeigen
- Maßnahmen zur Wohnraumanpassung aufzeigen
- Unterstützung bei der Kontaktaufnahme z. B. zu Wohnberatungsstellen anbieten
- Unterstützung bei der Kontaktaufnahme zum Hausarzt, z. B. Hilfsmittelverordnung, Heilmittelverordnung, anbieten

- Koordination der an der Unterstützung und Pflege beteiligten Personen (Pflegedienst, Angehörige, Hausärzte, Therapeuten, Fußpflege, Beratungsstellen)
- Maßnahmen zur Mobilitätsförderung oder Erhaltung

3.5 Informationsweitergabe

In der fünften Ebene des Expertenstandards geht es um die Sicherstellung der Kontinuität der Sturzprophylaxe und die Informationsweitergabe an alle, an der Versorgung beteiligten Personengruppen. In der Praxis muss die Einrichtung gewährleisten, dass alle an der Versorgung des Patienten/Bewohners beteiligten Personen Kenntnis über dessen Sturzrisiko haben. Außerdem müssen sie über die entsprechenden Sturzprophylaxemaßnahmen informiert werden.

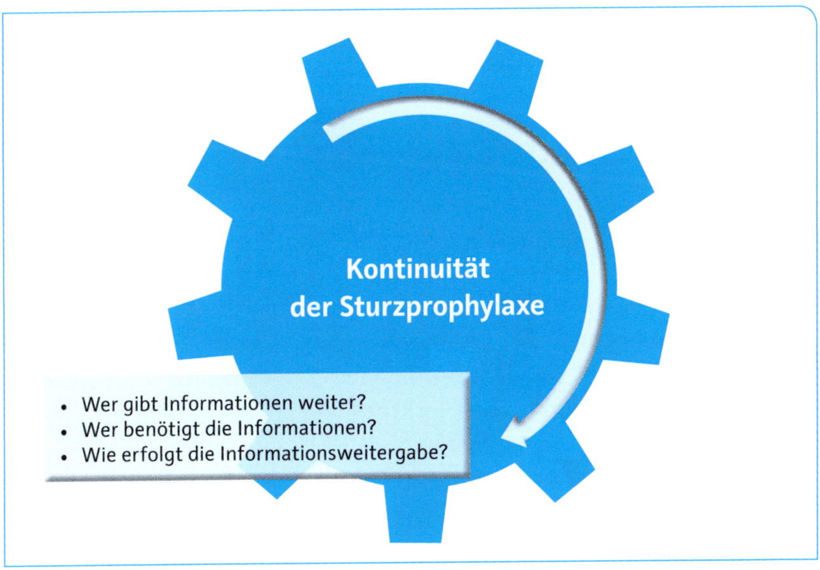
Kontinuität der Sturzprophylaxe
• Wer gibt Informationen weiter?
• Wer benötigt die Informationen?
• Wie erfolgt die Informationsweitergabe?

Abb. 3: Kontinuität in der Sturzprophylaxe.

Hinweis

Das Sturzrisiko besteht ständig und überall – also auch außerhalb des Wohn- und Pflegebereichs. Deshalb sind die Informationen über Sturzrisiko und -prophylaxe des Patienten/Bewohners so wichtig.

- Alle an der Versorgung beteiligten Personen müssen einbezogen werden, z. B.:
  - Arztpraxen,
  - Krankenhäuser,
  - Beschäftigungs-/Betreuungskräfte im Haus,
  - Therapeuten in ihrer Praxis oder in der Einrichtung,
  - Pflegende Angehörige,
  - Service- und Reinigungskräfte.

Im Entlassungsmanagement sollten Sturzrisiko und mögliche Prophylaxemaßnahmen dokumentiert sein.

3.6 Systematische Erfassung und Analyse aller Stürze

In der sechsten Ebene des Expertenstandards geht es darum, dass jeder Sturz dokumentiert ist und analysiert wird.

3.6.1 Sturzerfassung auf der individuellen Ebene

Jeder Sturz, auch wenn er keine gravierenden Folgen hatte, stellt für den Betroffenen ein bedrohliches Ereignis dar. Die Pflegefachkraft muss solche Situationen angemessen analysieren können. Im Rahmen einer Einzelfallanalyse wird das jeweilige Sturzereignis dokumentiert und ausgewertet.
Jede Einrichtung muss bei jedem Sturz mit einem speziellen Erfassungsbogen (z. B. Sturzereignisprotokoll) das Sturzereignis schriftlich erfassen. Folgende Angaben sollte das Sturzprotokoll enthalten:

- Angaben zur gestürzten Person,
- Daten zur Einrichtung,
- Ort und Zeitpunkt des Sturzes,

- Gesundheitliches Befinden und Aktivität des Betroffenen vor dem Sturz,
- Unmittelbare körperliche und seelische Folgen des Sturzes,
- Eingeleitete Maßnahmen[8].

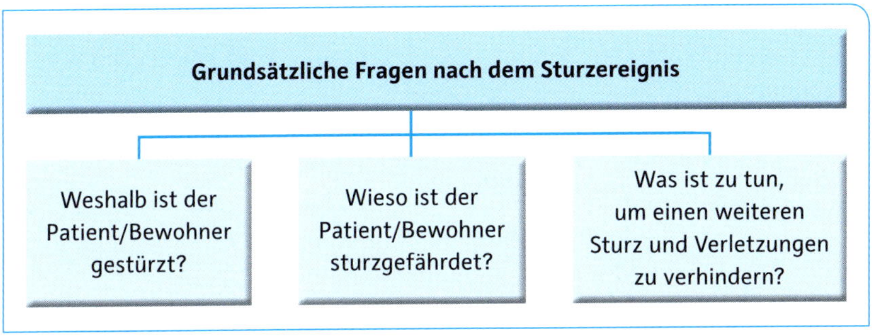

Abb. 4: Sturzerfassung.

3.6.2 Erfassung und Analyse von Stürzen in der Einrichtung

Durch die systematische Sturzerfassung und eine entsprechende Aufbereitung der Daten erhalten Einrichtungen ein konkretes Bild über die Sturzereignisse innerhalb ihrer Einrichtung. Diese Sturzstatistik ermöglicht die Analyse einzelner Stürze sowie auch der Gesamtheit der Stürze.

Dadurch werden wichtige Informationen gewonnen, die für das interne Qualitätsmanagement verwendete werden können. Die Sturzprotokolle und deren Auswertungen dienen aber nicht nur zur internen Qualitätskontrolle, sondern auch zur haftungsrechtlichen Absicherung.

Im Expertenstandard wird zur Berechnung der Sturzrate (z. B. Anzahl der Stürze pro 1000 bzw. Belegungstage) folgende Formel empfohlen

$$\frac{\text{Summe Stürze}}{\text{Summe Bewohnertage bzw. Belegungstage}} \quad \boxed{\text{x 1000}}$$

Im Expertenstandard wird dazu aufgefordert, die Sturzereignisse systematisch auszuwerten. Dazu gehört auch die Erfassung von Häufigkeit und Anzahl der Stürze (vgl. Tabelle 6).

---

8 Vgl. DNQP 2013

Bedenken Sie immer, dass jeder Expertenstandard eine hohe Verbindlichkeit besitzt. Die Pflegebedürftigen haben einen Rechtsanspruch auf die Beachtung der in den Expertenstandards festgelegten Maßnahmen. Eine Missachtung dieser Maßnahmen durch die Einrichtung bzw. die Pflegekräfte kann rechtliche Konsequenzen nach sich ziehen.

Tabelle 5: Muster-Analyse der Stürze in einer Einrichtung

Stürze in der Gesamteinrichtung Januar – Dezember – 20.. Ort der Stürze – Verletzung									
Monat	Anzahl der Stürze	BW-Zimmer	Sanitärbereich	Gang	Aufenthaltsraum	Außenbereich	Sonstiges	Verletzung	
								Ja	Nein
01									
02									
03									
04									
05									
06									
07									
08									
09									
10									
11									
12									
Mittelwert									
% Anteil									

4 PFLEGEPLANUNG KONKRET

4.1 Systematische Erfassung und Analyse der individuellen Situation

Innerhalb der Pflegeplanung dokumentieren Sie Probleme, Ressourcen, Ziele und Maßnahmen für Ihre Patienten/Bewohner. Genau hier liegt das erste Problem vieler Pflegekräfte: Sie müssen immer wieder entscheiden, was nun Probleme bzw. Ressourcen sind und welche Maßnahmen zielführend sind.

Die Medizinischen Dienste der Spitzenverbände der Krankenkassen e.V. (MDS) empfehlen in ihrer Grundsatzstellungnahme das PESR-Schema: »Die PESR-Systematik stammt aus der Diskussion um die Pflegediagnostik und ist unabhängig von der Anwendung einer Pflegediagnose bei der Formulierung von Pflegeproblemen sehr hilfreich. Die individuelle Anwendung dieser … Handlungsschritte ist abhängig vom Erfahrungshintergrund des professionell Pflegenden.«[9]

Es wäre also günstig, wenn Sie in Ihrer Einrichtung das PESR-Schema für alle Pflegekräfte einführen und verpflichtend machen. So sind einerseits die Dokumentationen alle miteinander vergleichbar, andererseits können sich die Pflegekräfte auch einmal gegenseitig helfen und zum dritten wird in Fallkonferenzen etc. mit den gleichen Begrifflichkeiten auch das Gleiche verstanden!

Das PESR-Schema (siehe Tabelle 6) legt den Akzent auf die Ressourcen des Pflegebedürftigen und seine soziale Umgebung. So vermeiden Sie es, die Probleme zu stark in den Vordergrund zu stellen. Sie formulieren also weniger defizitorientiert.

Tabelle 6: Das PESR-Format

»P«	steht für »Problem«	Was hat der Pflegebedürftige?
»E«	für »Einflussfaktoren/Ursachen« (Etiology)	Warum hat er es?
»S«	für »Symptome«	Wie zeigt sich das Problem?
»R«	für »Ressourcen«	Welche Fähigkeiten, Potenziale hat der Pflegebedürftige, mit denen er sein Problem lösen kann?

9 MDS e.V. (2005). Grundsatzstellungnahme Pflegeprozess und Dokumentation. Essen, S. 15

4.2 Formulierungshilfen für das PESR-Schema

Die Situation

Frau K., 85 Jahre, hat Arthrose in den Knien, ist gangunsicher, hat keine Kraft in den Beinen. Außerdem besteht noch eine demenzielle Erkrankung. Frau K. kann mit Unterstützung einer Pflegeperson vom Bett/Stuhl aufstehen und einige Schritte gehen. Ihr Gangbild ist kleinschrittig und unsicher. Ihren Körper kann Frau K. bei schnellen Bewegungen nicht ausbalancieren. Für längere Gehstrecken benötigt sie einen Rollstuhl. Den Rollstuhl kann Frau K. nur im kleinen Radius fortbewegen. Früher hat Frau K. gern mit ihren Mann Wanderungen durchgeführt. Auch ist sie vor ihrer Krankheit täglich ca. eine Stunde spazieren gegangen. Frau K. geht mit einer Pflegekraft bereitwillig einige Schritte.

Aktuell steht Frau K. immer wieder allein vom Rollstuhl/Stuhl auf und versucht, einige Schritte zu gehen. Dabei überschätzt sie ihre Fähigkeiten und weiß oft nicht mehr, was sie machen soll. In solchen Situationen ruft Frau K. meist nach Hilfe und versucht sich festzuhalten. In der Vergangenheit kam es wiederholt zu Stürzen.

Im PESR-Schema notieren Sie nun Folgendes:

P	Problem	Frau K. ist sturzgefährdet, in der Vergangenheit kam es wiederholt zu Stürzen
E	Einflussfaktoren/Ursachen (Etiology)	Eingeschränkte Gehfähigkeit aufgrund der Arthrose in beiden Kniegelenken, Gangunsicherheit und demenzielle Erkrankung
S	Symptome	• Ist unsicher beim Aufstehen aus der Liege- und Sitzposition • Gangbild ist kleinschrittig und unsicher • Kann schnelle Bewegungen nicht mehr ausbalancieren • Kann ihre Fähigkeiten nicht mehr adäquat einschätzen
R	Ressourcen	• Kann mit Hilfe einige Schritte gehen • Kann mit Hilfe aufstehen • Fortbewegung mit Rollstuhl im kleinen Radius selbstständig möglich • Kann sich mitteilen

Nun erweitert sich das PESR-Schema um zwei weitere Faktoren (Betroffene Lebensaktivitäten und Qualität/Quantität bei Problemen), sodass Sie jetzt sechs Faktoren in den Blick nehmen:

	Betroffene Lebensaktivität Aussage über Zustände, die Pflege erfordern	Sich bewegen • Eingeschränkte Lebensqualität • Eingeschränkte Selbstmanagementkompetenz
P	Problem Was zeigt sich?	• Sturzgefährdung aufgrund von Bewegungseinschränkung durch Arthrose in beiden Beinen und veränderte Körperbalance • Demenzielle Erkrankung
	Qualität/Quantität Wie viel zeigt sich? Wie zeigt sich das Problem?	• Steht selbst auf • Benötigt Hilfe beim Aufstehen und Gehen • Balancestörungen • Ruft um Hilfe • Unsicherheit beim Gehen
E	Ursachen/Zusammenhänge/Einfluss/Risikofaktoren	• Sturzgefährdung aufgrund von Einschränkungen beim Gehen und Stehen • Balancestörungen • Kognitive Veränderungen bei Demenz
S	Ausdruck (Symptome, Äußerungen, Beobachtungen)	• Es bestehen Störungen in der Körperbalance. Frau K. kann allein aufstehen und einige Schritte gehen, überschätzt aber ihre Fähigkeiten und ruft nach Hilfe. • Frau K. hatte in der Vergangenheit schon einige Stürze. Eigenständiges Gehen ist mit Sturzgefahr verbunden.
R	Ressourcen, Fähigkeiten	• Selbstständige Fortbewegung des Rollstuhls gelingt im kleinen Radius. • Geht gern mit dem Pflegepersonal einige Schritte im Flur auf und ab • Frau K. kann mit Unterstützung aufstehen und kleine Strecken gehen.

Bedenken Sie: »Eine Problembeschreibung ist eine Aussage über »Zustände«, die Pflege erfordern. Die Problembeschreibung sollte nach Möglichkeit gemeinsam mit dem Pflegebedürftigen oder seinen Bezugspersonen (mit Zustimmung des Pflegebedürftigen) vorgenommen werden.«[10] Mit dem PESR-Schema gelingt es Ihnen, eine Situation wie die von Frau K. umfassend, aber kompakt zu beschreiben.

10 MDS 2005, S. 19

5 FORMULIERUNGSHILFEN

Sie wissen natürlich, dass Sie in der Pflegeplanung alle wichtigen Informationen eintragen müssen, doch oft fehlt Ihnen einfach die Zeit, um schnell und eindeutig zu formulieren. Die folgenden Formulierungshilfen sollen Ihnen daher als Impulse für eigene, individuell an den Bewohner/Patienten angepasste Formulierungen dienen. Der erste Schritt dazu: Machen Sie sich zunächst bewusst, welche Personen besonders sturzgefährdet sind (vgl. Tabelle 7).

Tabelle 7: Sturzgefährdete Personen

Sturzrisikofaktoren	
Personenbezogen	▪ Beeinträchtigung funktioneller Fähigkeiten, z. B. Einschränkungen in den Aktivitäten des täglichen Lebens ▪ Beeinträchtigung sensomotorischer Funktionen und/oder der Balance, z. B. Einschränkungen der Gehfähigkeit oder Balance-Störungen ▪ Depression ▪ Gesundheitsstörungen, die mit Schwindel, kurzzeitigem Bewusstseinsverlust oder ausgeprägter körperlicher Schwäche einhergehen ▪ Kognitive Beeinträchtigungen (akut und/oder chronisch) ▪ Kontinenzprobleme ▪ Sehbeeinträchtigung ▪ Sturzangst ▪ Stürze in der Vorgeschichte
Medikamentenbezogen	▪ Antihypertensiva ▪ Psychotrope Medikamente ▪ Polypharmazie
Umgebungsbezogen	▪ Freiheitsentziehende Maßnahmen ▪ Gefahren in der Umgebung, z. B. Hindernisse auf dem Boden, zu schwache Kontraste, geringe Beleuchtung ▪ Inadäquates Schuhwerk

Jede Pflegeplanung teilt sich in die Bereiche Probleme, Ressourcen, Ziele und Maßnahmen und genau so gehen wir im Folgenden vor, um Ihnen beispielhafte Formulierungen zu geben.

5.1 Formulierungshilfen bei Problemen

5.1.1 Formulierungshilfen bei personenbezogenen Risikofaktoren

- Frau H. ist schon öfter gestürzt, hat jetzt Angst vor weiteren Stürzen.
- Herr V. hat große Angst vor Stürzen, beim letzten Sturz zog er sich eine Oberschenkelfraktur zu. Er geht übervorsichtig und dies führt nun zu stockenden und abgehackten Bewegungen.
- Beim Aufstehen hat Herr W. öfter Schwindelanfälle. Deshalb fühlt er sich unsicher und es kann zu Stürzen kommen.
- Frau C. kann ihre Körperkraft nicht mehr richtig einschätzen. Beim Aufstehen gerät sie immer wieder ins Schwanken und dies kann zu Stürzen führen.
- Herr A. ist nach einem Schlaganfall linksseitig gelähmt. Er fühlt sich bei Transfers unsicher und hat Angst zu stürzen.
- Frau W. ist demenzkrank und kann sehr schlecht sehen. In der Nacht steht sie allein auf. Sie ist gangunsicher und ruft nicht nach Unterstützung – deshalb ist Sie sturzgefährdet.
- Frau Z. leidet unter niedrigem Blutdruck, insbesondere beim Aufstehen findet sie nicht immer rechtzeitig Halt. Dies kann zu Stürzen führen.
- Herr B. ist durch Arthrosen in seiner Mobilität behindert und kann nur mit Rollator gehen. Bei plötzlich auftretendem Harndrang vergisst er, den Rollator zu nutzen. Dies hat schon häufiger zu Stürzen geführt.
- Frau T. muss nachts häufiger auf die Toilette. Sie ist dann sehr in Eile und meldet sich nicht. Dabei ist sie schon öfter gestürzt.
- Frau U. ist harninkontinent. Nach dem Toilettengang kann sie ihre Kleidung nicht vollständig hochziehen. Die herunterhängende Kleidung behindert sie beim Gehen.
- Herr G. hat häufiger Kreislaufprobleme. Er möchte aber anderen keine Arbeit machen und versucht daher, selbstständig zur Toilette zu gehen. Dabei verliert er öfter das Gleichgewicht und kann einen Sturz dann nicht verhindern.
- Frau R. kann nur kurze Strecken gehen, überschätzt öfter ihre Kraft und läuft längere Strecken ohne Unterstützung. Dies führt immer wieder dazu, dass sie nach Hilfe ruft. Ist niemand rechtzeitig bei ihr, lässt sie sich zu Boden gleiten.

- Herr N. hat einen schlurfenden Gang und hebt beim Gehen die Füße nicht hoch. Daher bleibt er bei Unebenheiten hängen, was zu Stürzen führen kann.
- Bei Frau F. besteht eine Demenzerkrankung. Sie ist unruhig und hat einen erhöhten Bewegungsdrang. Im Laufe des Tages nimmt ihre Körperkraft ab und sie geht immer unsicherer.
- Frau O. hat Parkinson und geht mit Rollator. Im Tagesverlauf werden ihre Schritte immer kleiner und schlurfender. Dabei stolpert sie immer wieder.
- Herr Y. hat seit einem Schlaganfall eine Gesichtsfeldeinschränkung rechts. Er kann mit dem Rollator gehen. Er erkennt bestehende Hindernisse auf dem Weg aber meist nicht rechtzeitig und ist deshalb bereits öfter gestürzt.
- Frau N. hat einen verzögerten Balancereflex, dadurch kommt sie öfter ins Stolpern.
- Frau Z. sitzt im Rollstuhl und kann mit Hilfe aufstehen. Bei Unruhe rutscht sie aus dem Rollstuhl nach vorn herunter.
- Herr Q. ist mit seinem Rollstuhl mobil. Er ist trotzdem sturzgefährdet, da er beim Aufstehen vergisst, die Rollstuhlbremsen festzustellen.
- Frau E. ist mit dem Rollator mobil. Beim Aufstehen hält sie sich am Rollator fest, vergisst aber oft, die Bremse festzustellen.
- Bei Herrn H. ist eine Hypotonie bekannt. Wenn sein Blutdruck zu schnell abfällt, wird ihm schwarz vor Augen und er stürzt.
- Herr K. hebt beim Gehen kaum die Füße vom Boden. Daher bleibt er häufiger an einer Türschwelle hängen.
- Bei Frau M. ist die Schrittfolge ungleichmäßig, weil sie zwischen den Schritten zögert und unsicher geht.
- Frau N. fühlt sich beim Transfer aus dem/ins Bett wegen Kraftlosigkeit unsicher und läuft Gefahr zu stürzen.
- Herr Ü. nutzt die vorhandenen Hilfsmittel (Rollator, Unterarmgehstützen) zum Gehen nicht und stürzt deshalb immer wieder.
- Frau Ö. trägt eine veraltete Brille, die ihre Sehbehinderung nicht mehr ausgleichen kann. Deshalb kann sie die Abstände zu Hindernissen nicht mehr adäquat einschätzen.
- Bei Frau A. ist das Gesichtsfeld in Folge einer Augenerkrankung erheblich eingeschränkt. Sie erkennt die Abstände zu Hindernissen nicht mehr adäquat und geht dadurch unsicher.

- Herr S. berichtet über eine erhöhte Blendungsempfindlichkeit: Dadurch kann er sich in der Dämmerung nicht gut orientieren und fühlt sich beim Gehen unsicher.
- Herr D. benötigt seine Brille, verlegt diese aber oft und geht dann ohne Brille, obwohl er alles verschwommen sieht.
- Bei Frau F. kommt es öfter zu plötzlichen einschießendem Schmerz in den Kniegelenken. Wenn sie sich dann nicht festhalten kann, kommt es vor, dass sie zu Boden fällt.
- Herr V. neigt zu übermäßigem Alkoholmissbrauch. Dadurch nehmen die Gangunsicherheiten so zu, dass er vermehrt stolpert und schwankt.
- Herr G. ist demenzkrank. Er vergisst beim Gehen seine körperlichen Einschränkungen.
- Herr C. ist geistig rege, kann aber nicht mehr allein gehen und stehen, trotzdem versucht er dies immer wieder selber.
- Frau P. ist beidseitig oberschenkelamputiert und sitzt im Rollstuhl. Sie neigt zum übermäßigen Alkoholkonsum. Dadurch verliert sie die Körperkontrolle und kann aus dem Rollstuhl rutschen.
- Frau D. ist demenzkrank. Sie nutzt zum Gehen einen Rollator. Es kommt immer wieder vor, dass sie versucht, mit dem Rollator die Treppe zu benutzen.
- Frau H. verliert beim Gehen das Gleichgewicht und kommt leicht ins Schwanken.
- Bei Herrn T. liegen Bewegungseinschränkungen vor. Beim Ankleiden der Unterbekleidung setzt er sich nicht hin, obwohl er das Gleichgewicht nicht halten kann.
- Wenn Herr T. sich beim Anziehen seiner Schuhe herunterbeugt, wird ihm schwindelig.
- Frau I. ist zu Hause oft gestürzt. Sie hat sich mehrfach verletzt und hat Angst vor neuen Stürzen. Deshalb steht sie nur von ihrem Sessel auf, wenn es unbedingt sein muss. Wegen des zunehmenden Bewegungsmangels wird sie immer gangunsicherer.

5.1.2 Formulierungshilfen bei medikamentenbezogenen Risikofaktoren

- Frau X. nimmt in der Nacht Schlafmittel. Dies führt dazu, dass sie beim Aufstehen in der Nacht schläfrig und gangunsicher ist.

- Herr C. bekommt zur Nacht Schlaf- und Beruhigungsmittel, die am nächsten Morgen noch nicht abgebaut sind. Dadurch ist er am Morgen oft schläfrig und benommen.
- Frau K. nimmt Neuroleptika ein. Auffällig sind bei ihr parkinsonartige Veränderungen in der Beweglichkeit mit Gangunsicherheit.
- Frau L. hat Depressionen und bekommt Antidepressiva. Sie fühlt sich morgens sehr oft benommen und schwindelig. Mehrfach kam es dadurch zu Stürzen.
- Frau Ö. bekommt Neuroleptika. Zunehmend sind ihre Bewegungsabläufe verlangsamt. Sie zittert beim Gehen und hat Angst zu stürzen.
- Herr Ä. nimmt schon seit Jahren Antihypertonika. Morgens klagt er beim Aufstehen über derartigen Schwindel, dass er sich kaum auf den Beinen halten kann.
- Herr M. nimmt Medikamente zur Linderung der Demenzsymptome. Beim Gehen ist er gangunsicher, hat zunehmend Gleichgewichtsprobleme, z. B. beim Aufstehen aus dem Stuhl. Die Sturzgefahr ist erhöht.
- Herr B. nimmt öfter seine Schlafmittel zu spät ein. Dadurch ist er am nächsten Morgen oft schläfrig und benommen. Er schwankt beim Gehen.

5.1.3 Formulierungshilfen bei umgebungsbezogenen Risikofaktoren

- Im Wohnzimmer von Herrn C. liegen lose Teppiche, an denen er öfter mit dem Rollator hängen bleibt.
- Frau V. geht im Dunkeln zur Toilette. Dabei stolpert sie öfter über die Türschwelle.
- Frau C. hat nur unzureichendes Licht im Flurbereich. Durch ihre Sehschwäche erkennt sie Hindernisse nicht rechtzeitig.
- Frau I. ist schon öfter über die Eingangsstufen vor ihrer Haustür gestürzt, da diese keinen rutschhemmenden Belag aufweisen.
- Der Eingangsbereich zur Wohnung von Frau W. ist nicht ausreichend beleuchtet. Sie kann zum Teil den Stufenabstand nicht richtig erkennen und fühlt sich unsicher.
- Frau P. steht in der Nacht öfter auf. An ihrem Bett befindet sich kein Lichtschalter, deshalb geht sie im Dunkeln zur Toilette. Dabei kommt es vor, dass sie über Hindernisse stolpert.

- Das Schlafzimmer von Frau Y. liegt im ersten Stock. Sie muss sich beim Treppensteigen am Geländer festhalten, das es aber nur auf einer Seite der Treppe gibt. Beim Hinuntergehen fühlt sie sich daher unsicher.
- Bei Frau X. liegen im Zimmer lose Kabel auf dem Boden. Sie ist schon mehrfach darüber gestolpert.
- Frau W. ist demenzkrank. Wenn der Boden nach dem Putzen noch nass ist (glänzt), wird sie beim Gehen unsicher.
- Frau Q. hat schlecht sitzende Schuhe, die den Gang verändern und zu Gehunsicherheiten führen.
- Frau E. trägt offene Hausschuhe mit Absatz. Beim Gehen knickt sie manchmal um und kommt ins Stolpern.
- Frau Z. hat die Bewegungsflächen in ihrem Zimmer sehr zugestellt. Sie kann ihren Rollator kaum wenden, eckt an und bleibt hängen.
- Frau R. hat die Bewegungsflächen in ihrem Zimmer sehr zugestellt. Sie kann sich nur unzureichend bewegen und stolpert öfter über Gegenstände.
- Herr Ü. ist blind. In seinem Zimmer und in der näheren Umgebung kennt er sich aus. Wenn sein Umfeld verändert wird, stolpert er leicht.
- Frau O. geht öfter in den Garten und vergisst ihren Gehstock. Dabei kommt es vor, dass sie auf dem unebenen Weg keinen Halt findet und stürzt.
- Zum Schutz vor einem Sturz aus dem Bett stellen die Angehörigen von Frau H. die Bettgitter hoch. Frau H. ist in der Nacht häufig unruhig und versucht dann, über das Bettgitter zu klettern.
- Frau W. steht oft allein vom Sessel auf, obwohl sie gangunsicher ist.
- Frau O. hat einen gerichtlich genehmigten Sitzgurt für den Stuhl/Rollstuhl. Bei starker Unruhe versucht sie trotz der Fixierung aufzustehen.
- Frau U. lebt zu Hause bei ihren Kindern. Um Stürze zu vermeiden wird der Rollator außerhalb ihrer Reichweite abgestellt. Sie versucht trotzdem aufzustehen.
- Da Herr B. öfter unruhig ist, bekommt er von seiner Frau Beruhigungsmittel verabreicht. Dadurch verschlechtert sich seine Umgebungswahrnehmung und er geht zunehmend unsicherer.

5.2 Formulierungshilfen bei den Ressourcen

- Frau H. kann ihre Ängste mitteilen.
- Herr V. kann etwas gehen, schätzt seine Kräfte richtig ein und ruft bei Bedarf nach Hilfe.
- Herr W. steht am Morgen langsam auf und bleibt am Bettrand sitzen, bevor er sich zum Gehen erhebt.
- Frau C. schätzt ihre Körperkraft angemessen ein. Sie weiß, dass sie Hilfe zum Aufstehen braucht und holt sich diese.
- Herr A. führt Transfers nicht allein aus. Er holt sich dazu Unterstützung.
- Frau W. kann allein aufstehen und mit Hilfe gehen.
- Frau Z. ist über ihren niedrigen Blutdruck informiert. Beim Aufstehen aus der Liege- bzw. Sitzposition nimmt sie sich viel Zeit.
- Herr B. versucht bei starkem Harndrang, die Nutzung des Rollators nicht zu vergessen.
- Frau T. ruft oder läutet, wenn sie die Toilette aufsuchen muss.
- Herr G. weiß, dass er öfter Kreislaufprobleme und Gleichgewichtsstörungen hat, geht trotzdem allein auf die Toilette.
- Frau R. ruft um Hilfe, wenn ihre Kräfte nachlassen.
- Frau R. kann sich sanft auf den Boden gleiten lassen, wenn sie den Halt verliert.
- Frau R. geht ohne Hilfe nur kurze Strecken.
- Herr N. versucht daran zu denken, beim Laufen seine Füße zu heben.
- Frau O. weiß um ihre Parkinsonerkrankung. Sie achtet darauf, große Schritte zu machen.
- Aufgrund seiner Gesichtsfeldeinschränkung versucht Herr H. bewusst, seine Umgebung wahrzunehmen, um Hindernissen ausweichen zu können.
- Frau A. trainiert ihren Balancereflex im Rahmen der Sturzprävention.
- Frau C. geht gern zur Gymnastik.
- Frau D. nimmt 3 x die Woche am Gleichgewichtstraining teil.
- Frau I. nimmt 3 x die Woche am Krafttraining teil.
- Frau N. führt selbstständig Schrittübungen durch.
- Frau Z. kann mit Hilfe aufstehen und einige Schritte gehen.
- Frau Z. möchte öfter am Tage mit Hilfe einer Pflegekraft gehen.
- Herr Q. denkt meist daran, beim Aufstehen die Rollstuhlbremse festzustellen.

- Frau E. ist mit dem Rollator mobil.
- Herr H. weiß, dass er unter niedrigem Blutdruck leidet.
- Frau M. versucht beim Gehen gleich große Schritte zu machen.
- Frau Ö. weiß, dass die Sehstärke ihrer Brille nicht mehr ausreicht. Sie möchte sich aber keine neue Brille verordnen lassen.
- Frau F. weiß um ihre Schmerzen. Sie geht deshalb allein immer am Handlauf entlang oder nutzt ihren Rollator.
- Herr V. akzeptiert alkoholfreies Bier.
- Herr T. macht am Morgen und am Abend vor dem Schlafengehen Bewegungsübungen (zur Verbesserung der Koordination und Gleichgewicht).
- Herr T. zieht seine Schuhe im Sitzen an und nimmt dazu einen großen Schuhlöffel.
- Frau I. geht trotz ihrer Sturzangst mit ihrer Tochter zweimal am Tag spazieren.
- Frau W. ist es wichtig, trotz ihrer Gehbehinderung Wege zu den Alltagsverrichtungen mit Hilfe zu gehen.
- Frau I. spricht mit ihren Angehörigen über ihre Ängste beim Gehen.
- Frau M. lässt sich zur Sturzprävention motivieren.
- Frau A. weiß um ihre Gesichtsfeldeinschränkung, deshalb verhält sie sich achtsamer beim Gehen.
- Frau Z. weiß um ihre Gesichtsfeldeinschränkung, deshalb achtet sie darauf, dass Möbel und andere Dinge immer am gleichen Platz stehen.
- Herr S. geht am späten Nachmittag nicht mehr aus dem Haus.
- Herr D. versucht, immer an seine Brille zu denken und sie zu tragen.
- Frau F. läuft mit Stock und achtet darauf, immer Haltemöglichkeiten zu finden.
- Herr V. weiß um seinen Alkoholkonsum und den damit verbundenen Gangunsicherheiten, nimmt dies aber hin.
- Herr T. weiß um seine Gleichgewichtsstörungen, versucht trotz allem, seine Unterbekleidung selbst anzuziehen.
- Herr T. holt sich Hilfe beim Anziehen der Schuhe.
- Frau X. läutet, wenn sie in der Nacht aufstehen muss.
- Frau L. lässt sich am Morgen Zeit beim Aufstehen.
- Herr C. achtet beim Gehen darauf, dass er nicht über die Teppiche stolpert.
- Frau V. benutzt in der Nacht einen Bewegungsmelder mit Licht, um auf die Toilette zu gelangen.

- Frau Y. akzeptiert über Nacht einen Toilettenstuhl.
- Frau E. besteht darauf, ihre Lieblingsschuhe zu tragen.
- Frau W. akzeptiert das Bettgitter in der Nacht.

5.3 Formulierungshilfen für Ziele

- Stürze sind weiterhin vermieden.
- Förderung der Mobilität.
- Nimmt an Kraft- und Gleichgewichtstraining teil.
- Auf Freiheitsentziehende Maßnahmen wird verzichtet.
- Nutzt ihre Hilfsmittel (z.B. Rollator) zur Fortbewegung.
- Angehörige sind über die Sturzrisikofaktoren informiert.
- Angehörige können Transfers sicher durchführen.
- Die Medikamente sind richtig angepasst.
- Die Bewegungsflächen sind frei von Hindernissen.
- Flure und Zimmer sind gut ausgeleuchtet.
- Hilfsmittel sind intakt.
- Wendet Hilfsmittel adäquat an.
- In der Nacht wird das Nachtlicht genutzt.
- Haltegriffe sind vorhanden.
- Trägt passendes Schuhwerk.
- Trägt ihre Brille.
- Brille ist auf die Sehstärke angepasst.
- Dehydration ist vermieden.
- Lässt das Tragen von Hüftprotektoren zu.
- Trägt gut sitzende Kleidung.
- Unsicherheiten und Ängste sind vermieden.
- Er kennt sein Risiko und passt sein Verhalten entsprechend an.
- Das Wohnumfeld des Bewohners ist sicher.
- Ein Sturzrisiko aufgrund von Alkoholmissbrauch ist minimiert.
- Der Bewohner kann sich trotz Schmerzbelastung sicher bewegen.
- Eine Überforderung der körperlichen Fähigkeiten wird vermieden.
- Die Toilette wird sicher und ohne Hektik erreicht.
- Nimmt an den Bewegungsübungen zur Reduzierung der Sturzgefahr teil.

5.4 Formulierungshilfen für Maßnahmen

- Durchführen von Gehübungen ca. 2x täglich zur Muskelkräftigung und Verbesserung der Körperbalance.
- Einüben des Transfers, damit Herr U. die Angst davor verliert und sich dabei nicht unnötig anspannt.
- Darauf achten, dass Herr N. seine Körperkraft nicht überschätzt
- Darauf achten, ob Herr K. erschöpft bzw. alkoholisiert ist.
- Frau H. wird ermutigt, den Rollstuhl mit den Beinen vorwärts zu bewegen.
- Getränke anbieten oder eingeben.
- 2x täglich Kraft- und Bewegungsübungen, z.B. mit Hanteln, sowie Schritt- und Gehübungen durchführen.
- Motivieren, täglich vormittags zur Sturzprävention zu gehen.
- Zu den Bewegungsübungen wie Sitzgymnastik, Balanceübungen bringen.
- Aufstehübungen machen.
- Vitalwerte regelmäßig überprüfen.
- Angehörige über den aktuellen Stand des Sturzrisikos informieren.
- Die Angehörigen von Herrn W. erhalten Informationsmaterial über Sturzrisikofaktoren und Prophylaxemaßnahmen.
- Regelmäßige Einschätzung des Sturzrisikos.
- Förderung der Mobilität von Frau A. durch begleitete Spaziergänge.
- Tochter geht täglich am Nachmittag mit ihrer Mutter im Park spazieren.
- Regelmäßige Information und Aufklärung von Herr Z. und seinen Angehörigen zum Sturzrisiko.
- Informationsweitergabe des Sturzrisikos an alle an der Pflege und Betreuung Beteiligten.
- Einschalten weiterer Therapeuten.
- Krankengymnastik, zweimal die Woche.
- Durch Gespräche die Angst vor Stürzen nehmen.
- Darauf achten, dass Herr W. langsam vom Bett aufsteht.
- Beim Transfer vom Bett zum Rollstuhl und umgekehrt unterstützen.
- Trainieren von individuellen Kinästhetik-Methoden (»Falltechnik«) zur Sturzprophylaxe.
- Daran erinnern, dass der Rollator zum Gehen benutzt wird.
- Daran erinnern, dass sie am Handlauf entlanggeht.
- Nach dem Toilettengang darauf achten, dass die Kleidung richtig sitzt.

- Auf richtige sitzende Kleidung achten.
- Durchführung der Toilettengänge zu festgelegten Zeiten.
- Am Abend den Nachtstuhl vors Bett stellen.
- Daran erinnern, für den Toilettengang Hilfe zu holen.
- Auf das Tragen der Brille achten.
- Regelmäßige Kontrolle der Sehfähigkeit beim Arzt.
- Überprüfen der Vitalzeichen, z. B. bei Schwindel.

Medikamentenbezogene Maßnahmen

- Regelmäßige Überprüfung der Medikamente.
- Auf Nebenwirkungen der Medikamente achten und ggf. Arzt informieren.
- Regelmäßige Überprüfung der Medikamente auf Wechsel- und Nebenwirkungen, die die Sturzgefahr erhöhen können und entsprechende Information an den behandelnden Arzt.
- Überprüfung z. B. der Neuroleptika/Schlafmittel/Sedativa/Antidepressiva auf Wechsel- und Nebenwirkungen in Bezug auf Erhöhung des Sturzrisikos (Krankenbeobachtung) und Information an den behandelnden Arzt.

Umgebungsbezogene Maßnahmen

- Beraten des Bewohners/Patienten über die Sturzgefahr und -prophylaxe.
- Darauf achten, dass der Bewohnerruf funktionsfähig und erreichbar ist.
- Nach richterlicher Genehmigung freiheitsentziehende Maßnahmen sorgsam und sicher anwenden, z. B. Bettgitter, Sitzhose am Rollstuhl.
- Bettgitter beim Schlafen hochziehen (Einwilligung ist schriftlich hinterlegt).
- Auf Hindernisse im Zimmer achten. Wackelige Einrichtungsgegenstände nach Möglichkeit entfernen (z. B. Schemel, leichte Blumensäulen usw.).
- Auf rutschige Bodenbeläge oder lose Teppichkanten achten.
- Darauf achten, dass die Treppenstufen rutschfest sind.
- Auf Sicherheit im Zimmer und der Umgebung achten.
- Auf ungeschützte, lose Kabel auf dem Boden achten und diese möglichst entfernen.
- Gefahrenquellen im Zimmer beseitigen, z. B. lose Kabel, lose Teppiche.
- Darauf achten, dass Flure und Zimmer gut ausgeleuchtet sind.
- Kontrollieren, ob die Nachttischlampe funktioniert.
- Darauf achten, dass die Umgebung ausreichend beleuchtet ist.

- Nachtlicht anbringen und nachts einschalten.
- Darauf achten, dass die Betthöhe auf den Bewohner/Patient angepasst ist.
- Funktionalität der Hilfsmittel überprüfen.
- Auf geeignete Hilfsmittel achten.
- Sensormatte vor das Bett legen und anschließen.
- Darauf achten, dass das Niedrigflurbett ganz nach unten gestellt ist.
- Auf festes Schuhwerk achten bzw. entsprechendes Schuhwerk anbieten oder anziehen.
- Auf das Tragen von angepasster, leicht handhabbarer Kleidung achten.
- Hüftprotektoren anlegen.
- Funktion des Rollator solange erklären, bis der Bewohner/Patient in der Anwendung sicher ist (auch mehrmals täglich).

6 FORMULIERUNGSHILFEN FÜR DIE PFLEGEPLANUNG

6.1 Pflegeplanung bei personenbezogenen Sturzrisikofaktoren

6.1.1 Plötzlicher Schwindelanfall

Frau H. (85 Jahre) ist in der Vergangenheit schon mehrmals gestürzt. Sie zog sich dabei zuletzt eine Oberschenkelhalsfraktur rechts zu, die operativ behandelt werden musste. Ferner bestehen bei Frau H. Polyarthrosen. Frau H. berichtet, dass sie sich immer wieder schwindelig fühle. Frau H. kann sich mit dem Rollator in ihrem Zimmer allein fortbewegen und sich selbst langsam aus der Sitz- und Liegeposition erheben.

Frau H. nimmt nicht regelmäßig an der Sturzprävention teil. Bei längeren Gehstrecken fühlt sie sich teilweise unsicher und soll durch die Pflegekräfte begleitet werden. Frau H. ist geistig rege. In den letzten Tagen fühlte sie sich immer besser. Da es ihr so gut ging, wollte sie allein von ihrem Zimmer in den Aufenthaltsraum zum Essen gehen. Frau H. meldete sich nicht beim Pflegepersonal und ging selbstständig los. Während des Gehens wurde ihr plötzlich schwindelig. Sie versuchte noch, den Rollator festzustellen, um sich auf die Sitzfläche des Rollator zu setzen. Dabei stürzte sie zu Boden und rief um Hilfe.

	Pflegeprobleme	Ressourcen	Ziele	Maßnahmen
Bewegung	• Mehrmalige Stürze in der Vergangenheit mit Z.n Oberschenkelhalsfraktur • Polyarthrosen • Frau H. fühlt sich öfter am Tag schwindelig • Fühlt sich beim Gehen von längeren Strecken unsicher	• Ist geistig rege und kann nach Hilfe rufen • Merkt meistens, wenn ihr schwindelig wird • Nutzt zum Gehen den Rollator • Kann sich im Zimmer allein fortbewegen und aus der Liege- und Sitzposition selbst erheben • Setzt sich auf die Sitzfläche des Rollators, wenn sie im Laufen unsicher wird	• Stürze sind vermieden • Frau H. nimmt 3 x pro Woche an der Sturzprävention teil	• Motivation zur Teilnahme an der Sturzprävention • Angebot zur Begleitung bei längeren Gehstrecken • 1 x pro Woche Krankengymnastik • Auf den Allgemeinzustand (Beobachtung) achten • Systematische Risikoeinschätzung • Angehörige/Bewohnerin über den aktuellen Stand des Sturzrisikos/Sturzprophylaxe informieren/beraten. • Darauf achten dass, Frau H. feste Schuhe trägt, der Rollator funktionstüchtig ist

6.1.2 Unsicherheit beim Gehen

Frau N. kam mit 85 Jahren ins Pflegeheim. Sie ist aufgrund ihrer Sehbeeinträchtigung stark sturzgefährdet. Das rechte Auge ist erblindet, mit dem linken Auge kann sie noch Umrisse wahrnehmen. In ihrer Wohnung war sie trotz der Sehbeeinträchtigung mobil. Alle Gegenstände mussten am gewohnten Platz stehen. Mit zunehmendem Alter konnte sie sich zu Hause nicht mehr allein versorgen. In ihrem Zimmer im Pflegeheim legt sie großen Wert darauf, dass alle Möbel und Gegenstände immer am selben Platz stehen bzw. liegen. In ihrem Zimmer kann sie sich gut orientieren und fortbewegen. Den Weg zum Speisesaal kennt sie und kann ihn allein gehen. Sie fühlt sich aber dabei wegen eines vorhergehenden Sturzes unsicher: Frau N. hatte auf dem Weg zum Speisesaal ein Reinigungsschild übersehen.

	Pflegeprobleme	Ressourcen	Ziele	Maßnahmen
Bewegung	• Erblindung des rechten Auges • Kann mit dem linken Auge nur Umrissen erkennen • Fühlt sich unsicher, wenn Sie ihr Zimmer verlässt	• Kann Wünsche und Bedürfnisse äußern • Legt großen Wert darauf, dass alle Möbel und Gegenstände an ihrem Platz stehen/liegen • Kann allein gehen	• Keine Hindernisse auf dem gewohnten Weg zum Speisesaal • Stürze sind vermieden	• Darauf achten, dass auf dem Weg zum Speisesaal keine Hindernisse im Weg sind • Angebot zur Begleitung bei längeren Gehstrecken • Darauf achten, dass im Zimmer alle Möbel und Gegenstände auf dem richtigen Platz stehen/liegen • Angebot Hüftprotektoren • Systematische Risikoeinschätzung • Angehörige/Bewohnerin über den aktuellen Stand des Sturzrisikos sowie Sturzprophylaxemaßnahmen informieren/beraten

6.1.3 Der Wunsch nach Mobilität

Frau C. (94 Jahre) lebt seit fünf Jahren im Pflegeheim. Sie erzählt, dass sich ihre Mobilität aufgrund von Polyarthrosen und chronischen Schmerzen zunehmend verschlechtert. Inzwischen leidet Frau C. auch unter einer leichten Harninkontinenz. Wenn sie zur Toilette gehen muss, ist sie immer sehr in Eile und schafft es nicht immer rechtzeitig.

Frau C. benötigt Hilfe beim Aufstehen aus dem Bett. Aus der Sitzposition kann sie sich meist mit mehreren Anläufen selbst erheben. Frau C. ist mit ihrem Rollator im Zimmer mobil, bei längeren Gehstrecken möchte sie begleitet werden. Sie versucht das Aufstehen aus der Liege- und Sitzposition immer wieder selbstständig durchzuführen. Dabei ist es mehrfach vorgekommen, dass sie plötzlich keine Kraft mehr hatte und sich gerade noch festhalten konnte. Frau C. hat Angst vor Stürzen, möchte aber so mobil wie möglich bleiben.

	Pflegeprobleme	Ressourcen	Ziele	Maßnahmen
Bewegung	• Frau C. fühlt sich unsicher beim Gang zur Toilette • Wenn sie Harndrang verspürt, muss sie schnell zur Toilette, dies führt zu Hektik • Überschätzt ihre Kräfte beim Aufstehen • Vergisst, ihren Rollator festzustellen • Hat Angst vor Stürzen	• Kann Wünsche und Bedürfnisse äußern • Ist mit Rollator mobil im Zimmer • Bei längeren Gehstrecken möchte sie begleitet werden • Sie kann allein zur Toilette	• Stürze sind vermieden • Unsicherheit und Ängste sind vermieden • Wendet Hilfsmittel adäquat an	• An Angebote im Haus zu Kraft- und Gleichgewichtstraining erinnern • Förderung der Mobilität durch begleitete Spaziergänge • Durchführung der Toilettentrainings zu festgesetzten Zeiten • Am Abend Toilettenstuhl ans Bett stellen • Klingel bereitlegen • Systematische Sturzrisikoeinschätzung • Angehörige / Bewohnerin über das Sturzrisiko und mögliche Sturzprophylaxemaßnahmen informieren/ beraten • darauf achten, dass: die Hilfsmittel funktionstüchtig sind, die Bewohnerin festes Schuhwerk trägt

6.1.4 Zu stolz für den Rollstuhl

Herr J. ist 76 Jahre alt und geistig rege. Er liest täglich Zeitung und geht gern spazieren. Herr J. leidet unter Polyarthrosen und einer Knie-TEP am rechten Knie. Sein linkes Knie musste aufgrund eines Abszesses im Kniegelenk versteift werden. Herr J. kann sich mit Anhalten an Möbeln selbst – wie er sagt – mit etwas Schwung aus der Sitzposition erheben. In seinem Zimmer nutzt er zum Gehen, je nachdem wie er sich fühlt, seine Unterarmgehstützen. Er zieht beim Gehen das linke Bein nach. Insgesamt geht er sehr breitbeinig.

Herr J. hat einen Rollstuhl, den er selbst fortbewegen kann. Wenn er seine Runden in der Pflegeeinrichtung dreht nutzt er meist seine Gehstützen zum Gehen. Herr J. spricht nicht gern darüber, aber dem Pflegepersonal ist aufgefallen, dass ihm die Spaziergänge immer schwerer fallen. Herr J. ist sehr stolz und möchte in der Öffentlichkeit keinen Rollstuhl nutzen. Er sei ja noch nicht gebrechlich, sagt er. Aber er möchte auch nicht stürzen. Für ihn wäre es schrecklich, wenn er nicht hinausgehen könnte. So ein bisschen Freiheit ist ihm wichtig, sagt er.

	Pflegeprobleme	Ressourcen	Ziel	Maßnahmen
Bewegung	• Herr J. hat Angst davor zu stürzen und das sich seine Mobilität verringert • Polyarthrosen am rechten Knie • Linkes Knie versteift	• Er möchte so lang wie möglich auf den Rollstuhl verzichten • Kann sich selbstständig fortbewegen • Geht täglich spazieren	• Stürze sind weiterhin vermieden	• Herrn J. frage, wie es ihm geht (gesundheitlich, Ängste) • Angebot der Begleitung bei Spaziergängen • KG anbieten • Rollator vorschlagen • Systematische Sturzrisikoeinschätzung • BW zum Sturzrisiko und möglichen Sturzprophylaxemaßnahmen informieren/beraten • Motivieren an Kraft- und Balance- und Koordinationsübungen teilzunehmen

6.1.5 Gesichtsfeldeinschränkung nach Schlaganfall

Frau M. ist 85 Jahre alt, seit 10 Jahren verwitwet und seit einem halben Jahr im Pflegeheim. Sie erzählt, dass es ihr Wunsch war, ins Pflegeheim zu ziehen. Sie konnte sich nicht mehr selbst versorgen und nahe Verwandte, die ihr hätten helfen können, hat sie nicht. Vor allem das Einkaufen und Putzen sei ihr schwer gefallen. An den veränderten Tagesablauf im Pflegeheim hat sie sich gewöhnt. Sie genießt die Abwechslung im Heim, besonders die Spielenachmittage und das gemeinsame Kaffeetrinken mit den Mitbewohnern. Bis jetzt nutzt Frau M. zum Gehen einen Gehstock.

Das Aufstehen vom Bett oder vom Stuhl gelingt zwar noch selbst, aber sie fühlt sich aufgrund von Gleichgewichtstörungen dabei unsicher. Vor kurzem erlitt Frau M. einen Schlaganfall. Nun besteht eine Gesichtsfeldeinschränkung. Hindernisse erkennt sie nicht immer rechtzeitig. Sie stößt sich immer wieder. Frau M. möchte eigentlich weiter allein mit dem Gehstock gehen – fühlt sich aber zunehmend unsicherer und vermeidet unnötige Wege. Sie zieht sich zurück und nimmt nicht mehr regelmäßig an den Angeboten des Heimes teil.

	Pflegeprobleme	Ressourcen	Ziele	Maßnahmen
Bewegung	• Frau M. hat Angst vor Stürzen aufgrund von Gleichgewichtsstörungen • Vermeidet längere Strecken • Zieht sich zurück • Gesichtsfeldeinschränkung nach einem Schlaganfall	• Ist gesellig, nimmt an Angeboten teil • Kann mit Gehstock gehen • Kann sich Hilfe holen	• Sozialer Rückzug ist vermieden • Stürze sind vermieden • Bewegungsflächen sind frei von Hindernissen	• Zu Angeboten begleiten • Auf Hindernisse im Zimmer achten • Gehübungen ca. 2x täglich zur Muskelkräftigungund Verbesserung der Körperbalance • KG einschalten • Systematische Sturzrisikoeinschätzung • BW über ihr Sturzrisiko und mögliche Sturzprophylaxemaßnahmen informieren und beraten • Angebot von Hüftprotektoren

6.2 Pflegeplanung bei medikamentenbezogenen Sturzrisikofaktoren

6.2.1 Motorische Unruhe

Herr W. (75 Jahre alt) nimmt Medikamente ein, die die Symptomatik seiner Demenzerkrankung lindern sollen. Herr W. ist motorisch unruhig. Er bewegt sich in seinem Umfeld selbstständig fort. In letzter Zeit zeigt er eine deutliche Gangunsicherheit und hat zunehmend Schwierigkeiten, das Gleichgewicht zu halten, beispielsweise beim Aufstehen aus dem Stuhl. Er hat zwar einen Rollator, lehnt dessen Nutzung aber immer wieder ab. Er möchte solange wie möglich ohne Rollator gehen. Herr W. kann die Sturzgefahr, die daraus entsteht, nur zum Teil einschätzen. Herr W. kann seine personenbezogenen Wünsche noch äußern.

	Pflegeprobleme	Ressourcen	Ziele	Maßnahmen
Bewegung	• Ist motorisch sehr unruhig • Ist gangunsicher und hat Probleme mit dem Gleichgewicht • Lehnt Nutzung des Rollator ab • Kann seine Sturzgefahr nicht einschätzen • Nimmt Medikamente ein, die die Gangunsicherheit fördern	• Kann seine Wünsche und Bedürfnisse äußern • Bewegt sich in seinem Umfeld selbstständig fort. • Möchte den Rollator nicht benutzen • Kann die Sturzgefahr nur zum Teil einschätzen • Lässt sich Hüftprotektoren anlegen	• Medikamente sind richtig angepasst • Nimmt an Kraft- und Gleichgewichtstraining teil • Nutzt den Rollator	• Motivation zur Teilnahme an der Sturzprävention • Beobachtung der Wirkung der Medikamente und Dokumentation der Ergebnisse. Ggf. Arzt informieren • Angebot zur Begleitung bei längeren Gehstrecken • Motivieren, den Rollator zu benutzen • Hüftprotektoren anlegen • Systematische Risikoeinschätzung • Angehörige über den aktuellen Stand des Sturzrisikos und mögliche Sturzprophylaxemaßnahmen informieren/beraten • Auf festes Schuhwerk und funktionstüchtigen Rollator achten

6.2.2 Tabletten-Nebenwirkungen

Frau Z. (92 Jahre alt) lebt seit drei Monaten im Pflegeheim. Sie konnte sich aufgrund ihrer Rheumaerkrankung allein zu Hause nicht mehr versorgen. Frau Z. kann selbstständig mit ihrem Rollator gehen. Ihre Fingergelenke sind degenerativ verändert, sodass die Feinmotorik ihrer Hände beeinträchtigt ist. Zu Hause hat sie ihre Medikamente selbstständig eingenommen. Sie ist es gewöhnt, für die Nacht Schlafmittel einzunehmen. Sie besteht darauf, dass ihre Schlafmittel im Zimmer aufbewahrt werden, sodass sie diese selber einnehmen kann. Dabei kommt es vor, dass sie auch über die verordnete Menge hinaus Schlaftabletten einnimmt. Frau Z. hat einen klaren Verstand. Immer wieder kommt es aber vor, dass sie am Morgen sehr schlaftrunken ist und sehr unsicher geht.

	Pflegeprobleme	Ressourcen	Ziel	Maßnahmen
Bewegung	• Nimmt öfter zu viel Schlaftabletten ein • Ist dadurch am Morgen gangunsicher	• Kann ihre Situation einschätzen • Ist mobil und geht mit Rollator • Bewegt sich in ihrem Umfeld selbstständig fort • Besteht darauf, ihre Schlaftabletten selbst zu nehmen	• Nimmt nicht mehr als die verordneten Schlaftabletten ein	• Beratung über den Zusammenhang von Schlafmitteleinnahme und Sturzgefahr • Tägliche Beobachtung auf Gangunsicherheit • Arzt ist informiert • Angebote von schlaffördernden Maßnahmen, wie z. B. Aromatherapie mit Lavendel oder Fußbad am Abend • Systematische Risikoeinschätzung • Angehörige/Frau Z. über das Sturzrisiko und Sturzprophylaxemaßnahmen informieren/beraten • Motivieren an Übungen zum Kraft-, Balance- und Koordinationsübungen teilzunehmen • Auf das Tragen von festen Schuhen achten

6.2.3 Angst davor, zur Last zu fallen

Herr N. 96 Jahre alt lebte lange Zeit allein zu Hause. Da er öfters stürzte, kam er selbst zu dem Entschluss, ins Pflegeheim zu ziehen, obwohl ihm dort sein samstäglicher Stammtisch sehr fehlt. Im Pflegeheim nimmt er Freitagsabend immer am Dämmerschoppen teil. Er geht mit Rollator. Seit Jahrzehnten nimmt er blutdrucksenkende Medikamente ein.

Herr N. berichtet, dass er sich morgens beim Aufstehen vom Bett schwindelig fühlt. Er sei sogar schon während des Aufstehens wieder rückwärts ins Bett gefallen. An manchen Tagen fühlt er sich auch tagsüber nicht wohl. Er legt sich dann in seinen Liegesessel und wartet ab, bis es besser wird. Er traut sich dann nicht zu, längere Strecken allein zurückzulegen. Er möchte aber keinem zur Last fallen und bezieht die Pflegekräfte nur selten ein.

	Pflegeprobleme	Ressourcen	Ziele	Maßnahmen
Bewegung	• Herr N. hat öfter Schwindelgefühle beim Aufstehen und Gehen • Meldet sich nicht bei den Pflegekräften, wenn Schwindel vorhanden ist	• Geistig fit, kann sich mitteilen • Mobil mit dem Rollator	• Bei Schwindelsymptomatik Pflegekräfte informieren • Medikamente sind richtig angepasst	• Systematische Sturzrisikoeinschätzung • Information an den Hausarzt • Bei Schwindel Blutdruck messen • Herr N. Unterstützung beim Aufstehen anbieten • Herr N. zu seinem Sturzrisiko und möglichen Sturzprophylaxemaßnahmen informieren/beraten • Motivieren, dass Herr N. an der Sturzprävention teilnimmt • Auf festes Schuhwerk und funktionstüchtigen Rollator achten

6.2.4 Zunehmend desorientierter

Frau W. ist 89 Jahre alt und kam aufgrund ihrer Demenz ins Pflegeheim. Laut Angabe ihres Ehemannes lief sie öfter weg. Ihr Zustand hat sich in den letzten 6 Monaten so verschlechtert, dass er sie ins Pflegeheim geben musste.

Auch im Pflegeheim findet Frau W. sich aufgrund ihrer Orientierungsstörung nicht zurecht. Sie ist sehr unruhig und hat einen erhöhten Bewegungsdrang. Im Laufe des Tages nimmt ihre Körperkraft ab. Ihr Gang wird immer schlurfender und unsicherer. Sie nimmt Neuroleptika. Der Ehemann hat sehr große Angst, dass sie hinfällt. Täglich geht er mit ihr im Garten spazieren. Frau W. hat in 6 Monaten fünf Kilo verloren.

	Pflegeprobleme	Ressourcen	Ziel	Maßnahmen
Bewegung	• Bekommt Medikamente zur Beruhigung • Veränderung des Gangbildes/der Bewegungsabläufe • Kann ihre Kräfte nicht einschätzen • Motorische Unruhe	• Geht mit Rollator • Ehemann kommt täglich und geht mit ihr im Garten spazieren	• Stürze sind weiterhin vermieden	• Systematische Sturzrisikoeinschätzung • Systematische Erfassung der Ernährungssituation • Angehörige wurden über das aktuelle Sturz- und Ernährungsrisiko sowie Prophylaxemaßnahmen informiert/beraten • Kontakt mit dem Arzt in Bezug auf die Wechsel- und Nebenwirkungen der Medikamente sowie die Erhöhung des Sturzrisikos und den Gewichtsverlust • Einbinden in Aktivitäten, für Ruhepausen sorgen, z. B. durch Sitzgelegenheiten und Anbieten von anderen Tätigkeiten. • Anpassung der Ernährung in Absprache mit Küche/Hausarzt/Angehörige • Hochkalorische Anreicherung der Nahrung, Lieblingsspeisen, Fingerfood anbieten • Begleitung beim Gehen • Trink- und Essprotokoll • 2 x pro Monat Gewichtskontrolle

6.2.5 Medikamente vergessen

Herr G. lebt zusammen mit seiner an Demenz erkrankten Ehefrau in einem Einfamilienhaus. Seine zwei Kinder leben in einer anderen Stadt und besuchen ihre Eltern nur selten. Damit die Eltern zu Haus gut versorgt sind, wurde ein ambulanter Pflegedienst zur Entlastung des Vaters engagiert. Familie G. erhält täglich Essen auf Rädern. Nachbarn erledigen zuverlässig die Einkäufe. Die hauswirtschaftliche Versorgung wird seit kurzem durch eine Haushaltshilfe des Pflegedienstes erledigt. Herr G. muss Blutdruckmedikamente einnehmen. Der Pflegekräfte helfen Herrn G. derzeit nur beim Baden und An- und ausziehen der Kompressionsstrümpfe.

Bei den täglichen Hausbesuchen fällt der Pflegekraft auf, dass Herr G. öfter einen hochroten Kopf hat und beim Gehen schwankt. Die Pflegekraft spricht Herrn G. darauf an. Dieser erzählt, dass er Blutdruckmedikamente einnimmt. Auch sei ihm gestern schwarz vor Augen geworden und er sei umgefallen. Er habe sich dabei aber keine Verletzung zugezogen. Der Name des Blutdruckmedikamentes falle ihm gerade nicht ein. Er bittet die Pflegekraft nach den Medikamenten zu sehen. Sie stellt fest, dass die Medikamente nicht eingenommen wurden. Es liegen mehrere verschlossene Medikamentenpackungen im Küchenschrank.

	Pflegeprobleme	Ressourcen	Ziele	Maßnahmen
Bewegung	• Vergisst seine Medikamente einzunehmen • Ist schon gestürzt • Schwankt beim Gehen	• Ist mobil, lebt mit seiner Frau im eigenen Haus • Kann sich zum Teil allein versorgen	• Nimmt seine Medikamente • Weitere Stürze sind vermieden • Verbleiben in der Häuslichkeit	• Systematische Sturzrisikoeinschätzung • Angehörige/Betroffene sind über das aktuelle Sturzrisiko und Sturzprophylaxemaßnahmen informiert/beraten • Information an den Hausarzt • Medikamente richten und geben nach Absprache • RR-Messungen anbieten

6.3 Pflegeplanung bei umgebungsbezogenen Sturzrisikofaktoren

6.3.1 Alleinlebender Herr

Herr I. (80 Jahre alt) ist geistig rege. Er lebt allein zu Hause. Bei ihm besteht ein Z. n. Hüft-TEP beidseits aufgrund von Arthrose. Er zieht beim Gehen das linke Bein nach. In seiner Wohnung kann er sich mit dem Rollator langsam fortbewegen. Der ambulante Pflegedienst hilft ihm am Morgen und am Abend beim Waschen sowie beim An- und Auskleiden. Immer wieder kommt es vor, dass Herr I. in der Wohnung über lose verlegte Kabel und Teppiche stolpert. »Bis jetzt«, sagte er zur Schwester des ambulanten Pflegedienstes, »hat mein Schutzengel mir immer geholfen.« Herr I. möchte so lange wie möglich zu Hause wohnen bleiben. Mit Veränderungen in seiner Wohnung ist er nicht einverstanden. Herr I. lebt allein und hat keine Angehörige, die sich um ihn kümmern.

	Pflegeprobleme	Ressourcen	Ziel	Maßnahmen
Bewegung	• Lose verlegte Kabel und Teppiche • Einschränkung der Gehfähigkeit bei Arthrose u. Hüft-TEP • Zieht das linke Bein nach	• Ist geistig rege • Ist mit Rollator mobil • Möchte auf seine Teppiche nicht verzichten	• Lose Kabel und Teppiche werten gesichert	• Beratung zur Sturzgefahr und Sturzprophylaxe • In Absprache mit Herrn I. lose Kabel umleiten • Täglich auf die losen Teppiche aufmerksam machen • Funktionstüchtigkeit des Rollators überprüfen

6.3.2 Gewohntes Schuhwerk

Für Frau B. (90 Jahre alt) ist Selbstbestimmung sehr wichtig. Frau B. kleidet sich gern elegant und ist es gewohnt, Pumps zu tragen. Zum Gehen nutzt sie einen Schirmstock, obwohl sie damit nicht sicher geht. Einen Rollator möchte Sie nicht nutzen. Den Pflegekräften des Pflegeheims fällt in letzter Zeit auf, dass Frau B. mit ihren Schuhen keinen festen Halt mehr hat und immer wieder umknickt. Früher ist sie täglich im Park spazieren gegangen. Diese Spaziergänge führt sie immer seltener durch, da sie dabei schon gestürzt ist. Wenn ihre Tochter sie am Mittwoch besucht, gehen sie zusammen in dem Park spazieren.

	Pflegeprobleme	Ressourcen	Ziel	Maßnahmen
Bewegung	• Keinen festen Halt in den Schuhen, knickt öfter um • Geht mit dem Schirmstock unsicher • Sturz in der Vergangenheit	• Kann ihre Situation einschätzen • Ist mobil und besteht auf ihrem Schirmstock • Bewegt sich in ihrem Umfeld selbstständig fort • Möchte ihr weiteres Leben selbst bestimmen	• Stürze sind vermieden	• Beratung über die Sturzgefahr und Sturzprophylaxe • Systematische Risikoeinschätzung • Zur Nutzung des vorhandenen Rollators motivieren • Angebot von täglichen Spaziergängen • Motivieren an Kraft-, Balance- und Koordinationsübungen 2 x pro Woche teilzunehmen • Angehörige über den aktuellen Stand des Sturzrisikos informieren

6.3.3 Angst vor dem Sturz aus dem Bett

Frau D. ist 95 Jahre alt und leidet unter einer Demenz. Gefahren kann sie nicht mehr richtig einschätzen. Sie kann aber Bedürfnisse äußern und um Hilfe rufen. Sie erzählt gern von früher, als sie noch jung war. Sie sei gerne gereist und Rad gefahren. Früher sei sie immer mit dem Rad zur Arbeit gefahren, das habe sie auch als Rentnerin beibehalten. Ihr Sohn habe ihr das Fahrrad aber weggenommen, da er Angst hatte, sie könne sich etwas brechen.

Frau D. lebt seit zwei Jahren im Pflegeheim. Am Anfang konnte sie sich selbstständig mit dem Rollator im Haus fortbewegen. Sie fand aber nicht immer auf ihren Wohnbereich zurück. Inzwischen hat sich ihre Mobilität verschlechtert. Frau D. benötigt bei allen Transferleistungen Unterstützung durch eine Pflegekraft. Gehen gelingt nur, wenn sie von zwei Pflegekräften gestützt wird. Frau D. wird in den Rollstuhl mobilisiert. Den Rollstuhl kann sie mit den Füßen im kleinen Radius selbst fortbewegen. Sie vergisst aber oft, dass sie nicht allein gehen oder aus dem Bett aufstehen kann. Sie ist zwar noch nicht aus dem Bett gefallen – die Angehörigen haben aber Angst davor und denken über das Anbringen eines Bettgitters nach.

	Pflegeproblem	Ressourcen	Ziel	Maßnahmen
Bewegung	• Frau D. vergisst aufgrund der Demenz, dass sie allein nicht stehen und gehen kann	• Kann mit Hilfe von zwei Pflegekräften etwas gehen • Kann sich mit den Rollstuhl etwas fortbewegen • Kann Wünsche und Bedürfnisse äußern	• Stürze sind weiterhin vermieden	• Systematische Sturzrisikoeinschätzung • Angehörige über das aktuelle Sturzrisiko und Sturzprophylaxemaßnahmen informieren/beraten • Das Tragen von Hüftprotektoren anbieten • Über Freiheitsentziehende Maßnahmen Informieren • Niedrig-Bett (fürs Schlafen nach unten stellen) • Zu Sturz- und Gymnastik-Angebote im Haus bringen • Sensormatte bereitlegen

6.3.4 Auf Strümpfen laufen

Frau O. ist 89 Jahre alt und leidet unter einer Osteoporose. Sie ist in ihrer Jugend gern barfuß gelaufen. Sobald sie in ihrem Zimmer ist, zieht sie ihre Schuhe aus und geht auf Strümpfen umher. Dadurch kommt es immer wieder zu Stürzen. Frau O. hat sich dabei schon mehrfach verletzt. Ansonsten ist sie sehr mobil, geht jeden Donnerstag allein in die Stadt und trifft sich dort mit Freunden zum Kaffee. Jeden zweiten Dienstag besucht sie den Seniorenkaffee in der Pfarrgemeinde.

Frau O. lässt sich nicht dazu überreden, ihre Schuhe im Zimmer anzubehalten. Auch Gespräche mit den Angehörigen konnten die Situation bislang nicht klären.

	Pflegeproblem	Ressourcen	Ziele	Maßnahmen
Bewegung	• Frau O. zieht im Zimmer ihre Schuhe aus und geht auf Socken, ist dabei schon öfter gestürzt	• Ist mobil, geht gern in die Stadt oder zum Seniorennachmittag • Besteht weiterhin darauf, ihre Schuhe im Zimmer auszuziehen	• Behält ihre Schuhe im Zimmer an • Zieht Stoppersocken an	• Systematische Sturzrisikoeinschätzung • Bewohnerin/Angehörige sind über das aktuelle Sturzrisiko/Sturzprophylaxemaßnahmen informiert und wurden beraten • Ständige daran erinnern, Schuhe im Zimmer anzuziehen und oder Stoppersocken zu tragen

6.3.5 Gefahrenquellen in der Wohnung

Frau X. lebt allein in ihrer Zwei-Zimmerwohnung. Sie ist mobil und nutzt beim Gehen in der Wohnung einen Gehstock. Wenn Sie außer Haus geht, benutzt sie ihren Rollator. Die Wege in der Wohnung sind durch viele Möbel eingeengt. Auf dem Boden liegen viele kleine Läufer. Der Weg zum Bad führt über einen langen, unzureichend beleuchteten Flur. Die Pflegekräfte des ambulanten Dienstes besuchen sie jeden Tag am Vormittag und unterstützen sie bei der Körperpflege. Einmal pro Woche wird Frau W. gebadet. Der Pflegekraft fallen dabei eines Tages bei Frau W. Hämatome an den Armen und Beinen auf. Darauf angesprochen erzählt Frau W. zögerlich, dass sie mehrmals in ihrer Wohnung gestürzt ist.

Bei näheren Nachfragen gibt sie an, dass sie im Flur auf einem der Läufer ausgerutscht sei. Sie erzählt, dass sie längere Zeit zum Aufstehen benötigte. Frau W. äußert Ängste, dass sie ins Altenheim muss und hat deshalb ihre Stürze verschwiegen.

	Pflegeprobleme	Ressourcen	Ziele	Maßnahmen
Bewegung	• Lose verlegte Läufer in der Wohnung • Beleuchtung nicht ausreichend • Verschweigt aus Angst ihre Stürze	• Kann sich frei mit Gehstock in der Wohnung bewegen • Außer Haus mobil mit Rollator • Kann sich verständigen	• Stürze sind vermieden • Wohnung ist gut ausgeleuchtet	• Über die Sturzgefahr und -prophylaxe beraten • In Absprache mit Frau W. Gefahrenquellen in der Wohnung minimieren, z. B. Teppiche/Läufer befestigen • Darauf achten, dass die Wohnung gut ausgeleuchtet ist • Hausnotrufsystem empfehlen/oder Anschaffung veranlassen • Hindernisse in der Wohnung entfernen

LITERATUR

Becker, C.; Lindemann, U.; Rißmann, U. & Warnke, A. (2006). Sturzprophylaxe. Sturzgefährdung und Sturzverhütung in Heimen. 2., überarbeitete Auflage. Hannover: Vincentz Network

Beratung für Organisation und Qualität (Boq) (Hrsg.) (2011). Expertenstandard Konkret. Bd. 4: Sturzprophylaxe. Arbeitshilfe zur praktischen Umsetzung. Hannover: Vincentz Network

Deutsches Netzwerk für Qualitätsentwicklung in der Pflege (DNQP) (2013). Expertenstandard Sturzprophylaxe in der Pflege. 1. Aktualisierung 2013, einschließlich Kommentierung und Literaturstudie. Osnabrück: Hochschule Osnabrück

König, J. (2014). 100 Tipps zur Sturzprophylaxe. Hannover: Schlütersche

König, J. & Schibrowski, M. (2013). FEM – Freiheitseinschränkende Maßnahmen. Gesetzliche Grundlagen, Praxisbeispiele, Alternativen. Hannover: Schlütersche

Medizinischer Dienst des Spitzenverbandes Bund der Krankenkassen e.V. (Hrsg.) (2005). Grundsatzstellungnahme Pflegeprozess und Dokumentation. Handlungsempfehlungen zur Professionalisierung und Qualitätssicherung in der Pflege. Essen

Medizinischer Dienst des Spitzenverbandes Bund der Krankenkassen e.V. (2014a). Qualitätsprüfungs-Richtlinien – Transparenzvereinbarungen. Grundlagen der Qualitätsprüfungen nach dem §§ 114 ff SGB XI in der stationären Pflege. Essen, Berlin

Medizinischer Dienst des Spitzenverbandes Bund der Krankenkassen e.V. (2014b). Qualitätsprüfungs-Richtlinien – Transparenzvereinbarungen. Grundlagen der Qualitätsprüfungen nach dem §§ 114 ff SGB XI in der ambulanten Pflege. Essen, Berlin

Peters, A.-P. & Fröbel, C. (2013). Sturzprophylaxe. Planung, Durchführung, Prüfung und Nachbesserung. Stuttgart: Kohlhammer

REGISTER